Erfahrungen

über die

Anwendung der Kälte in Krankheiten.

Von

J. D. Brandis, M. D.

königl. dänischen Leibarzte, Conferenzrathe, Ritter vom Dannebrog und Dannebrogsmann, Director des königl. Friedrichshospitals; Correspondenten der königl. Akademie der Wissenschaften in Göttingen; Mitgliede der königl. dänischen Akademie der Wissenschaften in Kopenhagen und der königl. schwedischen Akademie der Wissenschaften in Stockholm; Ehrenmitgliede der königl. medizinischen Gesellschaft in Kopenhagen, der physikalisch-medizinischen Gesellschaft in Erlangen und des königl. preußischen medizinisch-chirurgischen Vereins in Berlin; Mitgliede der medizinisch-chirurgischen Gesellschaft in Berlin, der Gesellschaft der Aerzte in Stockholm, der linnéischen Gesellschaft in Philadelphia, der italiänischen Gesellschaft der Wissenschaften, Litteratur und Künste in Livorno.

Berlin, 1833.

Verlegt bei G. Reimer.

Vorrede.

Den Streit über Erfahrung und Theorie möchte ich mit dem Streite über Leib und Seele vergleichen. Wir haben mit Worten getrennt, was im Begrenzten uns nicht trennbar erscheint. Seele ohne Leib ist ein Gespenst, das in der begrenzten Welt sich nicht darstellen kann; Leib ohne Seele, nicht einmal ein Kunstwerk, weil sich keine Seele des Künstlers darin manifestirt. Ueberall muß ein unbegrenztes Schaffendes (εντελεχειαν nennt es Aristoteles) das Begrenzte, den Stoff (ὕλην) zu einem selbstständigen Ganzen einigen, und es kann nur ein selbstständiges Ganze werden, wenn dieser Stoff die Fähigkeit (δυναμιν) hat, sich zu diesem Ganzen zu fügen. Ueberall ist Erzeugung, in der organischen wie in der geistigen Welt, wo Leben und Wahrheit entstehen soll. Beobachtung und Erfahrung werden, ohne jenes Schaffende, zu einem leblosen Haufen; und Theorie, ohne empfänglichen Stoff, zu Träumen. So sprechen uns die sinnlichen Kunstwerke des Alterthums, eben so wie die geistigen Vermächtnisse

*

der Vorwelt, als unvergängliche lebendige Muster an, während die Sammlungen jeder Art schätzbare Vorräthe sind, worin wir Stoff für unsere geistige Thätigkeit finden können. Diese geistige Thätigkeit, diese εντελεχεια, wird, wie das Leben selbst, nicht von aussen mitgetheilt, nicht eigentlich erlernt, sondern, wie das Leben, durch Uebung thätiger gemacht. Die Wissenschaft ist nicht die Quelle, sondern der Uebungsplatz für dieses Leben, wo wir den Stoff aufsuchen und prüfen lernen, ob er für unsern geistigen Zweck paßt.

Auch das kostbarste Vermächtniß der Vorwelt für die Aerzte, die Schriften des Hippokrates, sind vielleicht öfterer als ein Haufen von Stoff gebraucht, worin der Forscher sich freute nachweisen zu können: daß der Alte schon diese oder jene Krankheit gekannt, dieses oder jenes Arzneimittel schon gerühmt habe. — Seltener als Muster, wie der Geist, selbst aus weniger mannigfaltigem Stoff, ein lebendiges Ganze schaffen könne; ein Muster, wie es Hesiod, Homer, Pindar, Herodot, Aeschylos und Aristophanes, in andern Arten geistiger Thätigkeit, für alle folgenden Zeiten geblieben sind. Kein Muster dürfte fähiger seyn, jenen nutzlosen Streit über Theorie und Erfahrung freundlich beizulegen, als Hippokrates: er kannte keinen Galvanismum und Magnetismum, keinen Sauerstoff und Stickstoff, und hatte doch sichere Anschauung von dem die Einheit des Weltalls und des individuellen Organismus vermittelnden Pneuma (Polaritäten) und dessen Wirkung auf Witterung, Gesundheit und Krankheit. Er vermaß sich zu sagen: Anatomie sey mehr ein Studium für Maler als für Aerzte, und kannte dennoch die Funktionen der Organe und ihre Wechselwirkungen auf einander oft genau und machte bedeutende chirurgische Operationen. Sein **Calidum**, **Frigidum**, **Humidum** und **Siccum**, gründet sich nicht auf die genaue Kenntniß des Lebensprozesses; und doch war es die, in der Natur selbst aufgefaßte Beobachtung, vom vermehrten und verminderten animalen und vegetativen Leben, die freilich später, gegen seine ausdrückliche Warnung, wieder ins Begrenzte und Meßbare gezogen, und aller Theorie zum Grunde gelegt wurde.

Den Nutzen der Anatomie, Physik und Chemie, wie aller Disciplinen, die uns die Natur genauer zu benennen lehren, für den Arzt zu verneinen, würde ein Widerspruch in sich selbst seyn. Wenn wir aber die Geschichte der Arzneikunde überblicken, so dürfen wir es nicht läugnen, daß sie dem Forscher eben so manchen für den Zweck nutzlosen Stoff (ohne Empfämgflichkeit) dargeboten haben, als so manche Träume von Sthenie und Asthenie, Nervensaft, Reizbarkeit und Empfindlichkeit u. s. w. selbst ernste Forscher irregeführt haben. Das rasche Streben, jeden Stoff zu der Erklärung der Lebensphänomene zu benutzen, das an sich nicht Begrenzte, sondern nur in der Begrenzung sich manifestirende, dennoch sinnlich und begrenzt darzustellen, und jene Disciplinen, für uns im Begrenzten und Ponderabeln begründet, in die Sphäre der Physiologie, Pathologie, und selbst Therapie zu ziehen, in Disciplinen, die sich nicht bloß auf die für uns unveränderlichen Gesetze, der Relationen der Stoffe des Makrokosmus, sondern auf die Kenntniß einer unbegrenzten sich selbst bestimmenden Thätigkeit (Leben) gründen, welche diese unbelebten Stoffe zu einem lebendigen Organismus zu einigen strebt; dieses zu rasche Streben hat die Praktiker zuweilen geschreckt, und sie haben das Theorie, auch wohl Büchergelehrsamkeit genannt.

Die Sammlungen vom Beobachteten in der Natur, seit dreitausend Jahren uns nicht bloß als ein roher Haufen überliefert, sondern von geistreichen Männern auf mannigfaltige Art geordnet, unter mannigfaltigen Ansichten geeinigt und geschieden, setzen unser Zeitalter unbezweifelt auf einen höhern Standpunkt der Kunst. Wir haben dadurch mehr Stoff erhalten und können das passende (empfängliche) für unser Streben leichter finden, wenn wir vor allem andern erst lernen, die Dinge zu benennen (die Sprache der Natur lernen), und dabei uns üben, das für den Zweck passende zu wählen. Ohne diese Uebung wird die Wissenschaft für den Arzt zum todten Namenregister: alle Namen von Krankheiten erhalten dann eine ihnen nicht eigene Realität, und alle Heilmittel, von Mitridates bis auf Theophanes Nonnius, von Avicenna bis auf Hahnemanns Streukügelchen, machen auf gleiches Zutrauen Anspruch; sie sind alle auf Theorien gegründet, die er nicht untersuchen mag, und rühmen sich Erfahrungen, die er erst durch Zufall prüfen muß. Der zweckmäßig gebildete Arzt wird nie sich vermessen, jene Realität und diese Heilkraft a priori zu würdigen, aber er hat der Prüfungsmittel mehrere, als ihre Träume oder die sehr begrenzte und durch viele Zufälligkeiten bedingte Erfahrung.

Die Haupttheorie dieser kleinen Abhandlung verdanke ich dem Studio der hippokratischen Schriften: Das Leben selbst macht Wärme und Kälte im Organismo, eben so als das Weltleben (πνευμα) beides im Makrokosmus macht, nicht als einen Bestandtheil aus den Substanzen entbindet. Dieses Leben, im Makrokosmus wie im Organismus, dieses Wechselverhältniß des einzelnen um ein Ganzes, eine Einheit zu erhalten, manifestirt sich als Wärme, Wechsel der Polaritäten in den einzelnen Theilen (chemische Verwandtschaft), als Licht, Ton, Geschmack, Geruch den einzelnen Sinnen, und wird von uns nach diesen Manifestationen verschieden benannt, ohne daß sein Wesen dadurch verändert wird. Dieses Leben haben Hippokrates und Aristoteles πνευμα genannt *).

Jeder individuelle Organismus muß in seinen kleinsten Theilen mit dem Makrokosmus eine Einheit machen, sonst wäre auch der kleinste Theil etwas ausser der Welt, muß also durch dieses Pneuma mit dem Makrokosmo verbunden seyn: das ist Respiration, deren kein lebendes organisches Wesen entbehren kann, und durch welche alle Organismen, in Gesundheit und Krankheit, von dem Makrokosmo abhängig sind.

Unabhängig von diesem Weltleben, besteht das Wesen jedes lebendigen Organismus darin: daß er

*) Hippocrates L. περι Φυσων. Aristot. L. περι πνευματος. Hippokrates ist von der Idee des Weltlebens und des individuellen organischen Lebens, welches die Einheit vermittelt, durchdrungen, verlangt aber nicht in das Wesen desselben zu dringen. Im Makrokosmus mag es für ihn Luft, im Organismus Φυσα, Blähung heißen: seine großartige Darstellung beweiset, daß er diese Benennungen nur in Ermangelung von passendern gewählt, aber nicht die gewöhnlichen Begriffe von Luft und Blähungen damit verbunden hat. Aristoteles sucht durch logische Schlüsse das Wesen und Ursprung dieses πνευμα zu erforschen, kömmt aber am Ende zu der Ueberzeugung: daß es im Begrenzten nicht zu erforschen, sondern nur in seinen Manifestationen zu erkennen ist.

sein eigenes Seyn gegen den Makrokosmus möglichst erhalten will, und, unabhängig von jenem, Form- und Mischungsveränderungen hervorzubringen strebt, um sich gegen denselben in seiner Einheit zu erhalten. Dieses Streben ist dem einzelnen Theile wie dem Ganzen eigen, und manifestirt sich also bald nur im einzelnen Organe (Erregbarkeit und Reiz), bald in ganzen Systemen. Dieses individuelle Leben wird den Sinnen, eben so wie das Weltleben, als Wärme und Kälte, als Mischungsveränderung, Licht, Ton, Geruch, u. s. w. bemerkbar. Die Lebensmanifestationen des Weltalls sind ausserhalb dem lebendigen Organismo bestimmt, also für uns insofern unveränderlichen Gesetzen unterworfen, als uns dasselbe in seiner Totalität unveränderlich erscheint, und diese Gesetze strebt Physik und Chemie genauer zu bestimmen. Die Lebensmanifestationen des individuellen Organismus sind in dessen Leben begründet, werden durch äussere Veranlassungen in einzelnen Theilen oder im ganzen Leben erregt, aber nicht von aussen mitgetheilt, und streben einzig und allein das Individuum zu erhalten.

So erregt äussere Kälte, die individuelle Lebensthätigkeit gegen sie schützende Wärme zu erregen, unmittelbar in der Haut, auf mannigfaltige Art, je nachdem sie in höherem oder geringerem Grade, auf das ganze Hautsystem oder auf einzelne Theile, anhaltend oder vorübergehend in verschiedenen Individualitäten die Oberfläche berührt, je nachdem das Medium, durch welches sie angebracht wird, beschaffen ist, kalte Luft anders als kaltes Wasser, u. s. w.

Nur ein lebendiges Seyn (nur ein Wille), kann in einem Organe zu derselben Zeit statt haben, ist also ein kranker (mit der Einheit nicht harmonirender) Wille im Hautorgan vorhanden, so ist Kälte im Stande denselben so lange zu unterdrücken, als sie Wärmeerzeugung, einen normalen Willen, hervorbringen kann. Die Wirkung der Kälte wird also in den Krankheiten deutlich seyn:

a, wo die kranke Tendenz zu groß, die Zerstörung des Organs drohet: in Entzündungen, in Fiebern, welche durch ein krankes Hautleben die Krise und Lyse zu bewirken streben, durch kranke Transspiration, Exanthem, u. s. w., entschieden werden.

b, Wo das Hautleben und mit ihm die Wärmeerzeugung so gesunken ist, daß es durch den eigenen Lebensprozeß nichl wieder hergestellt werden kann; da kann ein angemessener Grad äusserer Kälte die Wärmeerzeugung der Haut wieder wecken, und dadurch das Normalleben herstellen. Bei Erfrornen, bei manchen Störungen im Darmkanal, u. s. w., zeigt sie sich da als das wirksamste Mittel.

c, Bei schwachem schwankenden Leben, wo bald die innere Fläche bald die äussere des Organismus ein gestörtes Leben haben, bringt dem individuellen

Leben angemessene oft wiederholte Kälte ein geregeltes Hautleben hervor, wie öftere Uebung der Muskelthätigkeit die willkührlichen Bewegungen bestimmter und kräftiger macht, und beide befördern so das Normalleben.

Das ist die von Hippokrates deutlich ausgesprochene Theorie, auf welche er seine Lehre von Anwendung kalter Bäder, kalter Begießungen und von Kälte überhaupt, in Wunden, in Fiebern, in Blutungen, im Erysipelas und im Ileus gebauet und durch Erfahrung geprüft hat.

Auf den Stoff dieser Abhandlung bin ich seit funfzig Jahren aufmerksam gewesen, und habe meine eigenen Erfahrungen, mit denen von andern, auf manche Art geprüft und verglichen. Aber ein Ganzes, nicht die Atome des Stoffes, wollte ich darstellen; ausführliche, selbst beobachtete Krankengeschichten, von mir oder von anderen, konnten das Ganze vergrößern aber nicht mehr beleben, und litterarischen Prunk habe ich nicht gesucht. Nur da wo ich entscheidende Zeugnisse in eigenem oder fremdem Vorrath fand, habe ich sie benutzt. Dankbar erkenne ich in dieser Rücksicht, was ich auch den neuesten Beobachtern verdanke; mag meine Schrift ihnen ein thätiger Dank seyn, ohne daß ich mit kritischer Anmaßung das einzelne würdige. Ich wollte nicht ein System, sondern meine mit frühern Aerzten verglichene Erfahrungen darstellen.

Eine Uebersetzung des ersten und zweiten Capitels des zweiten Buchs des Aristoteles über die Seele, in welcher ich meine Ansichten über Leben nicht geschöpft aber vielfältig bestätigt finde, wollte ich dieser Schrift als Beilage hinzufügen, weiß aber daß dieses für den Physiologen höchst wichtige Buch, von einem der Sprache kundigern Manne (Dr. Trendlenburg), bearbeitet wird; er wird der Physiologie eine sehr wesentliche Quelle darbieten, wenn er es in einer deutschen Uebersetzung gemeinnütziger macht.

Die Schriften des Hippokrates darf ich in den Händen jedes gebildeten Arztes vermuthen; manche derselben sind durch die unnützen litterarischen Untersuchungen über ihre Aechtheit, fast ins Vergessen gekommen. Der Arzt hat eine andere Probe der Aechtheit als diese, und wird in mehreren der kleinern Schriften denselben philosophischen Geist erkennen, den er in den Büchern über Luft, Wasser und Oerter, in den Volkskrankheiten, in den Vorhersagungen und Aphorismen zu schätzen gelernt hat, dann kann es ihm eben so gleichgültig seyn zu wissen, ob mehrere Hippokrates als ob mehrere Homere gelebt haben. Der nicht durch die Menge des Stoffes geblendete, einfache Geist der Vorwelt lebt in ihnen allen.

Inhalt.

Erstes Capitel.

Allgemeine pathologische Begriffe über die Wirkungsart der Kälte.

Zweites Capitel.

Wirkung der Kälte in typhösen Fiebern.

Drittes Capitel.

Viertes Capitel.

Brustkrankheiten.

Fünftes Capitel.

Hautausschläge.

Sechstes Capitel.

Metastasen.

Siebentes Capitel.

Erysipelas.

Achtes Capitel.

Rheumatismus.

Neuntes Capitel.

Wirkung der Kälte auf den Darmkanal.

Zehntes Capitel.

Einfache rheumatische Koliken.

Eilftes Capitel.

*

Zusatz zu § 105 Seite 89.

Die im Februar 1832 mit so großer Wuth ausgebrochene Choleraepidemie in Paris gab die Veranlassung, in den Krankenhäusern mancherlei Heilversuche gegen diese Krankheit anzustellen. Die vorzüglichsten Aerzte theilten sich in die Besorgung der Krankensäle, und ordneten nach ihren Ansichten die Mittel an. Brechmittel im Anfange der Krankheit erwarben sich allgemeines Zutrauen, auch Salzabführungen von schwefelsaurem und kohlensaurem Natron und schwefelsaurer Bittererde leisteten oft gute Wirkung. Bleizucker wurde von Dupuytren empfohlen, reizende Einreibungen von andern. Zwei Aerzte, Gendrin und Recamier, wandten Eisaufschläge auf den Unterleib, kaltes Getränk und kalte Begießungen an; Recamier erkannte vorzüglich den Nutzen des kalten Getränks und der kalten Begießungen als die wirksamsten Mittel.

Erstes Capitel.

Allgemeine pathologische Begriffe über die Wirkungsart der Kälte.

§ 1.

Wenn wir uns überzeugen müssen: daß bei jedem Act des Lebens ein Bestimmendes — ein Wille Statt haben muß, wodurch die dem ganzen Organismo zweckmäßige Bildung veranlaßt und jede Formenveränderung der Theile, in Uebereinstimmung mit der ganzen Individualität, bedingt wird, und ein Zubestimmendes oder Bildsames, welches zu Folge jener Bestimmung Form und Mischung des Organismus annimmt *); so wird es wenigstens vorerst als wahrscheinlich anzunehmen seyn und ist unter mancherlei Ansichten von den ältesten Physiologen eingestanden — daß diese verschiedene Manifestationen des Lebens, auch im Begrenzten verschiedene Leiter haben müssen, welche das Bestimmende und das Zubestimmende oder Zubildende wieder zu einer Einheit, zu einem Organismus vereinigen, so daß die Veränderungen in den einzelnen Theilen wieder im Ganzen ihre Vereinigung haben und dadurch die Einheit des Ganzen erhalten werden kann. Im thierischen Organismus

*) Ausführlich und höchst scharfsinnig hierüber Aristoteles: De anima. L. II, c. 1.

hat man das Substrat des Bestimmenden Nerven genannt; schon Galen vermuthet zweierlei Arten derselben. Das Zubestimmende oder Zubildende nennen wir, im Körper Blut oder Serum, Saft, u. s. w., und die formalen Leiter desselben Arterien und Gefäße; wir dürfen aber nicht vergessen, daß jedes Zubestimmende wieder seine eigene lebendige Fähigkeit haben muß, sich zu dem individuellen Zweck bestimmen zu lassen; wenn wir in dieser Rücksicht jeden Act der Bildung und Mischung mit der Erzeugung vergleichen, wie wir es ja oft auch nennen, so ist es erwiesen, daß nicht ein Blut oder Serum zu diesem Erzeugungsact fähig seyn kann, sondern für jede einzelne Bildung und Mischung mit einer besondern lebendigen Fähigkeit begabt seyn muß, die bestimmende Bildung und Mischung aufzunehmen.

§ 2.

Auch in den Pflanzen, in welchen, als lebenden Individualitäten, ein Bestimmendes und ein Zubildendes anzunehmen ist, finden wir zwei verschiedene getrennte Grundformen der Organisation, die sich in der allgemeinern Werkstatt der Bildung, im Parenchyma, zu dem geheimnißvollen Act des Selbstschaffens vereinigen: Mark und Saftröhren. Die von Brochet *) zusammengestellten Thatsachen geben der Aehnlichkeit des Marks der Pflanzen mit den weichen Nerven der Thierkörper, welche sich in die Ar-

*) Recherches expérimentales sur les fonctions du système ganglionaire. Paris, 1830. 8vo.

terien senken, eine große Evidenz. Das Zubestimmende wird in den Pflanzen durch die Saftröhren geleitet, in den Thieren durch die Arterien; beide stehen mit dem Substrat des vegetativ Bestimmenden (mit dem Mark in den Pflanzen, mit den weichen Nerven in den Thieren) in dem Maaß in größerer Wechselwirkung, als das Organ zu Bildung und Absonderung mehr bestimmt wird; so haben die saftigsten Pflanzen das meiste Mark, es legt sich am innigsten an die Saftröhren an, es vermehrt sich deutlich und tritt aus dem gemeinschaftlichen Markstamme hervor, wenn die Pflanze ihre höchste Manifestation der Selbstbildung in der Inflorescenz äußert *); Wasserpflanzen als solche sind den Polypen ähnlich, das Bestimmende ist in die ganze Masse vertheilt; derselbe Fall dürfte es mit manchen kryptogamischen Pflanzen auf trockenen Felsen seyn, sobald sie aber als Phänogamen aus dem Wasser hervortreten, haben sie deutlich gesammeltes Mark, wie andere Pflanzen. Von dem Holze (der bleibenden Geschichte des vegetativen Lebens) wird es fast ganz verdrängt, weil dieses seine Bildung und Absonderung meist vollendet hat.

*) Am deutlichsten ist das bei manchen saftigen Pflanzen, Cactus foliosus, speciosus, u. s. w. zu beobachten; überall macht aber die Pflanze am Stamme, wo die Blüthenknospe entstehen soll, im Kelch der Blumen, oder wiederholt im Stengel, wo viele Blumen hervorzubringen sind (bei Gräsern), Anschwellungen und Vermehrung des Marks, Knoten, die man nicht ohne Analogie mit den Ganglien im Thierkörper vergleichen könnte.

§ 3.

In den Thieren legt sich der weiche Nerv oder das Mark an die innere Haut der Arterien, und unverkennbar geht in ihnen das enthaltene Blut um so mehr in Serum über, als diese Wechselwirkung und dadurch die neue Bildung und Absonderung häufiger ist. In den Sinnesorganen also am häufigsten, wo der weiche Nerv (Nervus olfactorius, opticus, portio mollis acustici, u. s. w.) schnell die zuführenden Arterien ganz in seröse Gefäße verwandelt, ohne daß man auf irgend eine Art nachweisen könnte, daß der rothe Theil ihres Bluts von Venen wieder zurückgeführt würde *); auch in den Arterien der Respirations- und Verdauungsorgane; weniger in den Muskeln, weil diese nicht neu gebildet, sondern nur von den harten oder von den zu Folge der Vorstellungen bestimmenden Nerven andere Cohäsion erhalten; gar nicht in den Arterien des Gehirns, der Nabelschnur und des Mutterkuchens, weil da nur Blut als allgemeines Nahrungsmittel eigener Organismen, die ein unabhängiges Leben haben, zugeführt wird. Insofern wäre also der thierische Körper dem Pflanzenkörper ganz ähnlich: das Blut, welches das einzelne Organ ernährt, der Saft, welcher die mancherlei Formen der einzelnen Pflanze schafft, wird von seinem ersten Eintritt in den Organismum an, nicht etwa nach und nach gebildet, der zu bildende Stoff wird nicht durch mancherlei organische Operationen zubereitet und gleichsam raffinirt, sondern e i n Act des Bestimmenden giebt

---

*) S. meine Pathologie, § 186.

ihm Form und Mischung (die Bestimmung), und dieses Bestimmende ist durch seinen Leiter (das Mark oder weiche Nerven) bedingt, und so lange dieser Leiter ungetrennt ist, wirkt auch das Bestimmende zu einer Einheit, zu einer Pflanze, zu einem gesunden (harmonischen) Theile des Thierkörpers.

§ 4.

In den Thieren hebt sich aber ein anderes Leben über das Pflanzenleben und wird der Beherrscher desselben [ist das Bestimmende (εντελεχεια) des Aristoteles]: durch die Sinne tritt die Außenwelt in das Leben des Thieres und erregt, durch Vergleichung derselben mit dem eigenen Organismo (mit der Individualität), Verlangen und Abscheu und zu Folge derselben momentane Veränderung des Vegetativen (Locomotivität). Die Thierpflanze wird eine in den einzelnen Theilen sich stets ändernde Vegetation, und diese Veränderungen müssen wieder in der ganzen Individualität ausgeglichen werden. Jede Thätigkeit der Sinne, um zu apercipiren, jede Thätigkeit des Sensoriums, um Aperception zu vergleichen und dadurch Verlangen und Abscheu zu erregen, jede Bewegung der Muskeln, um zu erlangen oder zu vermeiden, verändert die Vegetation; das veränderte Organ wird eine andere Pflanze, und der ihm zugeführte Saft (Serum oder Blut) erhält andere [Fähigkeiten (δυναμιν) des Aristoteles] Polaritäten, so daß er zu andern vegetativen Selbstbildungen nicht mehr tauglich ist, er kann zu andern Organen nicht weiter fortgeführt werden (wie in Pflanzen), um da als Zubestimmendes zu dienen, er hat andere Polaritäten erlangt, als zu dieser Bildung gehören. Daher können die zuführenden Gefäße (Arterien) nicht ununterbrochene Röhren seyn, wie sie es zum Theil bei den Pflanzen sind, sondern jedes Organ muß in seinen kleinsten Theilen eine eigene Zuleitungsröhre (gleichsam eine eigene Wurzel) haben, in welcher der Saft, nach dem Bedürfniß, eine andere Fähigkeit erhält, bestimmt zu werden, dann aber in den allgemeinen Vorrath zurückgeführt wird, um da eine allgemeine Polarität wieder anzunehmen (wieder Blut zu werden). Daher ist Kreislauf der Säfte der allgemeine, alleinige Charakter des Thierlebens.

§ 5.

Die Kanäle, welche diese Zurückführung beschaffen, heißen Venen; sie sind nicht zu neuer Bildung bestimmt, der in ihnen enthaltene Saft bedarf also keiner individuellen Receptivität; die Venen haben daher keine Markhaut, es sind einfache lebendige Gebilde, nur zum lebendigen Weiterschaffen des Aufgenommenen bestimmt, und nähern sich der thierischen Organisation durch feine Gewebe von Arterien, Venen und Nerven in dem Maaß mehr, als dieses Weiterschaffen lebendiger ist. An ihren peripherischen Endigungen stehen sie unter dem Einfluß der eigentlich thierisch-bestimmenden harten Nerven; diese gehen nicht in ihre Substanz, sondern begleiten sie, unter mancherlei Verwickelungen und Vereinigungen in kleine Ganglien (Nervenknoten), als feine Fäden und Spitzen bis ins Parenchyma, in die geheimnißvolle Werkstatt des Lebens: in dem Ciliarapparat des Auges ist dieses Verhältniß, der harten Nerven oder der Leiter des thierischen Lebens zum Venensystem, am deutlichsten dargestellt. Neuere Anatomien von Lucà, Bell, Magendie, u. s. w. führen uns dem Ziele der physiologischen Untersuchungen (nicht das Leben, sondern die Bedingungen der Manifestation des Lebens im Begrenzten nachzuweisen) immer näher, wenn wir dabei nur nicht gleichsam hydraulische Leitungen aus begrenzten Mittelpunkten, Seelenorganen, sensorium commune, Rückenmark, u. s. w. auszuspähen verlangen; sondern diese Bedingungen der Hauptmanifestationen des unbegrenzten Lebens, die bildende, bewegende und empfindende, in jedem einzelnen Organe in verschiedenem Verhältnisse, nach dem Zwecke des Organs annehmen, jedes Organ als einen selbstständig lebenden Organismum ansehen, der die Bedingungen seines Lebens aus einzelnen oder mehreren Ganglien oder einzelnen Nervenfäden erhält, wie das Ganze sie aus dem Vereinigungsorgane der Aperceptionen, Vorstellungen, Verlangen und Abscheu (dem Gehirn), aus der Vereinigung der thierisch-vegetativen Lebensorgane (dem Rückenmarke), erhält, und annehmen, daß der einzelne Theil seine zum Ganzen passende Bestimmung eben so gut von einem einzelnen Nerven erhalten kann, als das abgeschnittene Auge oder der Saame der Pflanzen sein ganzes Leben noch in dem ihm übrig gebliebenen Marke erhält, und so denselben Baum wieder entwickeln kann *).

---

*) Aristoteles Ansichten über die Lebensmanifestationen (De anima, L. II, c. 2) können den Physiologen sicher leiten;

§ 6.

Der Zweck des Kreislaufs ist also Rückführung des individuell Belebten (Polarisirten) auf das Allgemeine: die Säfte des einzelnen Organs sollen wieder Saft des ganzen Organismus werden, sie können, so lange dieses nicht geschehen, eben so wenig zur Unterhaltung des Lebensprozesses eines andern Organs dienen, als der Saft der einen Pflanze den Lebensprozeß einer andern Art unterhalten kann. Je individueller der einzelne Theil gelebt hat, um so mehr muß er erst wieder mit dem Safte des Ganzen gemischt werden und in Berührung kommen, ehe er seine individuelle

---

ich möchte sie zu den scharfsinnigsten zählen unter den vielen dieses einzigen Forschers. Man könnte glauben, er habe Galen Veranlassung zu seiner Unterscheidung der Nerven in harte und weiche, Bewegungs- und Empfindungsnerven gegeben; aber schon Galen wollte das Leben nur im Todten nachweisen, und wie viele haben sich nach ihm darum abgemühet, konnten das Gesuchte nicht finden, förderten aber dennoch unsere Kenntniß vom begrenzten Substrat des Lebens immer mehr; die Wahrheit wird auf beide Partheien dankbar zurückblicken, wenn sie nicht eigensinnig divergirend forschen. Vorzüglich ist sie in den spätern Zeiten in dieser Rücksicht den Forschungen von Scarpa, Prochasca und Reil großen Dank schuldig, die das sich stets selbstschaffende Leben, nicht im Festen, Tropfbaren, Luftförmigen oder Imponderabelen suchen, sondern jedem Nervenknoten und Nervenaste die Fähigkeit zugestehen, daß aus ihm Fähigkeit und bildende Kraft (δυναμις und εντελεχεια) hervorgehen kann, daß er wieder ein zu speziellen Zwecken bestimmtes, dem Gehirn ähnliches, Organ werden kann.

Polarität gegen die des Allgemeinen hingeben kann, um so mehr muß von ihm als heterogen (nicht mehr zur Einheit gehörig) ausgeschieden werden. Nicht allein die Frequenz des Lebensprozesses, sondern das mehr oder weniger individuelle Leben des einzelnen Theils, die mehr oder weniger abweichende Bestimmung des Einzelnen vom Ganzen verursachen die Nothwendigkeit und die Schwierigkeiten dieses Polaritätswechsels.

§ 7.

1) Unverkennbar sehen wir in Rücksicht des ersten sowohl im einzelnen Organ als im ganzen Organismo, daß die Rückführung des venösen Bluts und die Verwandlung des arteriellen Bluts in Serum um so größer ist, als der Theil oder das Individuum mehr animalisch lebt, d. h. mehr Veränderungen in der Thierpflanze beschaffen will. So wird in den den Pflanzen ähnlichen Thieren, mit sehr geringen Aperceptionen, Verlangen und Abscheu, indem nur eine ganz einzelne Nahrung sie reizt, eine kurze Begattungszeit sie aufregt und nur ein bestimmtes Medium sie beherbergt, gar kein rothes Blut zurückgeführt; so wie Aperceptionen, Verlangen und Abscheu sich steigern, nimmt der venöse Lebensprozeß zu, ist in dem mehr vegetirenden Embryo am geringsten, demnächst in dem Kinde geringer als im Erwachsenen, im lebhaften, thätigen Manne am größten, u. s. w.; eben so nimmt er im einzelnen Organe zu, wenn ein Reiz das bestimmende Leben veranlaßt, thätiger zu seyn, um das Schädliche zu entfernen, oder Neues zu bilden. Wir nennen das, wenn es im

einzelnen Theile aus der Zweckmäßigkeit des Ganzen tritt, Entzündung. Wir sehen den Gegensatz von diesem, eine geringere Venosität, langsamere und beschwerlichere Rückführung des Venenbluts und hellere Röthe desselben, bei anhaltender großer Unthätigkeit des ganzen Organismus und in einzelnen Theilen, wenn der Einfluß des Nervensystems gestört ist, z. B. Geschwulst der Extremitäten bei Druck auf die Lendennerven, u. s. w.; wir nennen diesen Zustand, der sich dem Leben der niedrigern Thierklassen auffallend nähert, Kachexie *).

*) Ein höchst merkwürdiger Fall kam mir 1807 in meinem Krankenhause in Kiel vor: Der fünfte Lendenwirbel war durch das Rad eines beladenen Karrens einem Knaben von vierzehn Jahren vollkommen zerquetscht und das Rückenmark gänzlich getrennt. Die untern Extremitäten, Blase und Mastdarm wurden gänzlich gelähmt, erstere wurden dick und hart, mit einem aussatzartigen Schorfe bedeckt und die Füße klumpfußartig verdreht, sowohl im Knochenbaue, als in den Sehnen und im Zellgewebe dicker und weicher, als natürlich. Das Sensorium war unverletzt, fast aufgeregter und schnell apercipirend. Er lebte noch über vier Monate in diesem Zustande schmerzlos. In seinem Körper fanden sich die untern Extremitäten gänzlich blutleer, die Muskeln weiß und fast in Adipocire übergehend, die Venen mit einer hellen kaum gefärbten Flüssigkeit angefüllt, in den Arterien dieses Substitut des Bluts noch heller. Nur da wo die Haut, durch die Schärfe des unvermeidlichen beständigen Bades von Excretionen und dem Aufliegen, wund geworden war, bildeten sich rothe Venenstämme, die sich mit manchen Anastomasen kreisförmig verbreitzten und dem übrigen ungefärbten Venenblute die geringe Röthe gaben. Aus der Anfüllung der Venenstämme und manchen, Aderknoten ähnlichen, Ausdehnungen

2) In Rücksicht des individuellen Lebens muß dem Bestimmenden (dem organischen Willen) von dem Zubestimmenden Genüge geschehen können, wenn derselbe befriedigt aufhören soll. Selbst bei dem erhöheten Lebensprozesse in der Entzündung geschieht das: ein Neues wird gebildet, das Schädliche ausgestoßen; bis dahin wird mehr Zubildendes durch die Arterien zugeführt und mehr venöses Blut wird weggeführt, bis der Entzündungsprozeß vollendet und der organische Wille befriedigt ist. Dieser Wille kann aber auch so erregt werden, daß er nicht befriedigt werden kann. Diese erregende Ursache (Reiz) wirkt entweder unmittelbar auf das einzelne Organ (Gift, Contagium?) oder affizirt das ganze Leben, wo dieses ganze Leben dann bald die höchsten Anstrengungen macht, um das Schädliche wegzuschaffen oder den organischen Willen umzustimmen und in einzelnen Theilen kritische Lebensthätigkeiten, Entzündungen, erregt, oder dem unbefriedigten Willen erliegt. In beiden Fällen sehen wir die venöse Blutbereitung die Oberhand gewinnen, das venöse Blut wird dunkler gefärbt, kann schwerer in arterielles, in eigentlichen Nahrungssaft verwandelt werden, und die Kranken sterben oft an Stockungen des Bluts in den

ließ sich schließen: daß der Fortgang der Flüssigkeit in den Venen sehr langsam gewesen war. Alle übrige Organe waren fehlerfrei; nur die Lungen schienen blässer: das untere Ende des getrennten Rückenmarks fand sich in einen dicken Wulst, der die Fläche des Rückenwirbels ganz bedeckte, aufgeschwollen, das obere oder Gehirnende war fast in eine Spitze zusammengezogen.

Lungen. So lange aber der organische Wille nicht befriedigt ist, nehmen sehr leicht benachbarte oder entfernte Organe Theil daran (die negative Polarität theilt sich andern harten Nerven mit); aus der localen Vergiftung wird ein Typhus des ganzen Lebens, oder eine nicht zweckmäßig schaffende Entzündung verbreitet sich auf nahe oder entfernte Organe (Erysipelas), und ein Heer von Affectionen des Sensoriums erscheint oft als Delir, Convulsionen, Apoplexie, u. s. w. oder das vegetative Leben folgt nicht, das Zuschaffende und Zubewegende wird nicht geschaffen und nicht bewegt (Krampf).

§ 9.

Der nicht zu befriedigende anomale Wille wirkt auf diese Art den Organismum zerstörend, wenn nicht entweder

a, das ganze nach Einheit strebende Leben (Tendenz zur Zweckmäßigkeit) andere zu befriedigende Lebensthätigkeiten hervorbringt (Crises und Lyses), die jenen Willen unterdrücken, und wenn sie dieses vollkommen zu Stande bringen, entscheidende Krisen (Crises completæ), oder wenn sie nur den Willen zum Theil ablenken (Crises incompletæ) heißen; oder

b, ein anderer Reiz (Arznei) einen andern Willen hervorbringt, der jenen kranken unterdrückt.

§ 10.

Wenn wir dieses mit dem durch Vorstellungen uns bewußt gewordenen Willen unter eine und dieselbe Kategorie setzen und uns verwahren, daß hier nicht von nähern oder entferntern Gleichnissen die Rede seyn kann, so haben wir die Ueberzeugung, daß wir den Grundbegriff des einen, als Unbegrenztes nicht theilbaren Lebens festhalten, das im menschlichen Körper das Haar wachsen und die erhabensten Combinationen von Vorstellungen machen kann, je nachdem es sich in verschiedenen, mehr oder weniger begabten und geübten, Organen manifestirt. Wir sehen, daß der heftigste Affekt (unbefriedigte Wille) durch eine stärkere oder schwächere Erregung unterdrückt werden kann: der heftigste Zorn durch einen Furcht erregenden Reiz, aber auch durch einen unbedeutenden lächerlichen Vorfall, u. s. w. So wenig wir also allgemein bestimmen können, welche Mittel z. B. anzuwenden sind, um den Eigensinn eines Kindes zu zähmen, eben so wenig können wir die Art des Reizes im Allgemeinen bestimmen, durch welche Reize eine Krankheit zu heilen sey. Homöopathie und Allopathie (contraria contrariis curantur) sind als Grundlehren für die Therapie gleich unbrauchbar, eben so unbrauchbar, als für den Pädagogen einseitige psychologische Grundsätze. Hier ist die Grenze, auf welcher sich der praktische liebevolle Pädagoge, sowohl als der liebevolle Heilkünstler von den Theorien und systematisch geordneten Erfahrungen trennt, ohne daß er verschmäht in beiden stets neuen Stoff für seine Combinationen, in der Schule oder vor dem Krankenbette, zu sammeln. Arme Kranke, die in die homöopathische oder allopatische Theorie, wie in das Bett des Prokustis gespannt, oder in dem Nagelfaß der empirischen Erfahrung, in welches jeder

Heilfertige noch immer seinen Nagel schlägt, gerollt werden sollen!

§ 11.

Die Frage, welche chemische Prozesse in dem mysteriösen Parenchyma, dieser Werkstatt des vegetativen und animalen Willens, vorgehen, wodurch diese Verwandlung des Serums in Blut mehr oder minder geschieht, dürfte schwer auf die Begriffe zurückzuführen seyn, die wir von der Natur der Aussenwelt durch Reagentien (Chemie) erlangen; aber unverkennbar geht in dieser Werkstatt des Lebens der Verwandlungsprozeß um so mehr von Statten, das Arterielle wird um so mehr venös, als das Bestimmende heftiger wirkt und das Zubestimmende mehr dadurch verändert wird. Man hat ihn einen phlogistischen Prozeß genannt, und er hat allerdings mit dem Verbrennen manche Aehnlichkeit; selbst die, daß das animale Leben einem Theile des Serums eine luftförmige Gestalt geben kann *). Weiter dürfen wir aber

*) In den Venen der Hirnhäute habe ich viermal, in den venis uterinis, einer nach schwerer Geburt plötzlich verstorbenen Frau, einmal Luft gefunden; in allen diesen Fällen erschienen die Luftblasen wie Perlen auf dunkelrothen Schnüren. Die vier Kinder, in deren Hirnvenen sich Luft fand, waren alle an Zuckungen gestorben; bei der Wöchnerin, deren Körper gleich nach dem Tode geöffnet wurde, fand sich kein anderer Fehler, noch weniger Fäulniß. Dieses hat mich veranlaßt, die Beobachtungen von Luft in den Gefäßen nachzusehen, und bei de Haen Rat. med. P. IV, p. 271; Morgagni De sed. et caus. Vorber. Ep. XXIV; Ant. C. Meier Baldinger

wohl in der Analogie nicht gehen. So wichtig es auch für Physiologie und Pathologie ist, als Grundsatz anzunehmen: daß die Färbung des Bluts von der größern oder geringern Einwirkung des bestimmenden animalen Lebens, sowohl im ganzen Thierreich, als im Individuo und in den einzelnen Organen desselben abhängt, so sind die Begriffe von Verbrennen, Verkalken, u. s. w. hier nicht anwendbar.

§ 12.

Mit dem phlogistischen Prozesse hat der Lebensprozeß noch das gemein, daß er Wärme erzeugt. Diese Wärmeerzeugung ist nicht bloß auf den animalen Prozeß einzuschränken, ohngeachtet sie bei diesem am deutlichsten ist. Auch das Leben der Pflanzen erzeugt Wärme, die Pflanzen würden

---

Neues Magaz. IV, 1 finde ich dasselbe. Schurig fand sie in den Gehirnvenen eines wüthenden Hundes. Wir dürften daraus wohl schließen, daß die Luft in den Eingeweiden, in der Bauchhöhle und bei manchem Asthma in der Brusthöhle, so wie in Emphysem durch einen ähnlichen animalisch vegetativen Prozeß, wo das Bestimmende (der negative Pol) prädominirt, erzeugt werde. Hippokrates De Flatibus sagt: Wenn viel φυσαι durch den ganzen Körper herrscht, so wird der ganze Mensch gelähmt; sind sie in einem Theile vorherrschend, so wird dieser erschüttert; und im Cap. De morbo sacro schreibt er dem Uebermaaß und der ungleichen Vertheilung dieser φυσων den Ursprung der Epilepsie zu. Wer sein Buch περι φυσων mit Aufmerksamkeit lieset, wird sich bald überzeugen, daß er unter φυσα nicht die ponderable Luft, sondern das belebende Prinzip πνευμα versteht, das in der ganzen Natur Thätigkeit vermittelt.

ohne dieses Vermögen der Winterkälte nicht widerstehen, und in gewissen Lebensakten derselben (in der Befruchtung) wird sie so gesteigert, daß sie das Thermometer deutlich verändert. Je mehr der Organismus oder der einzelne Theil desselben animalisch lebt, d. h. je mehr Serum in venöses Blut verwandelt wird, desto mehr nimmt dieses Vermögen der Wärmeerzeugung zu. Diese organische Wärme kann aber nicht allein Produkt des chemischen Wechsels der Stoffe seyn. Die Sinnesorgane, namentlich das Auge, wo dieser Wechsel der Stoffe soviel häufiger vorgeht, als in den übrigeu Organen, müßten eine deutlich höhere Wärmetemperatur haben, und das Phänomen der Selbstentzündung dürfte bei heftigen localen Inflammationen häufig seyn. Unsere Begriffe von allen Imponderabilien, und also auch von der Wärme, sind gewiß höchst unvollkommen, wenn wir sie allein auf die räumlichen Verhältnisse von gebunden-seyn und frei-werden einschränken wollen: Alle Imponderabilien sind Manifestationen des Lebens des Makrokosmus oder Mikrokosmus, des lebendigen Strebens die Individualität (des Weltkörpers, des Erdkörpers oder des selbstgeschaffenen und selbst zur Erhaltung thätigen Organismus) zu erhalten, und als solches Streben erregt es Wärme und Kälte. So können wir in gewissen Grenzen sagen, äußere Kälte erregt Wärme im Organismo *). Eine Kälte von

*) Mit seltenem Scharfsinne hat Hippokrates diese Gesetze des Lebens (des Selbstvertheidigers des Organismus) aufgestellt, und darauf seine praktischen Lehren vom Gebrauch kalter und

30° R. würde bald das Blut wie das Quecksilber erstarren machen, wenn sie nicht das Leben zu größerer Thätigkeit aufregte: die Haut wird im Volumen vermindert, zusammengezogen, aber dunkler gefärbt, oft braunroth, oft selbst dem eigenen Gefühl nach heißer als im natürlichen Zustande; alles zeigt, daß geringerer Zufluß von Säften aber vermehrte Venosität und vermehrte Wärmeerzeugung (ein typhöser Zustand) vorhanden ist, bis die Kälte das Leben wirklich unterdrückt, der Theil ganz weiß wird, und so auch die venöse Blutbereitung aufgehört hat. Eben so gerinnt das Blut in einer Wärme von + 80 nicht; alle Erscheinungen zeigen, daß in der Haut die Venosität und der organische Wille vermindert sind, der Zufluß der Säfte hingegen vermehrt ist; die eigene Temperatur des Körpers erhält sich längere Zeit auf ihrem Normalpunkte oder sinkt selbst unter denselben.

§ 13.

Dieser Widerstand des Lebens, gegen die äußere Temperatur, hängt von der Stimmung des Lebens ab: Gewohnheit,

---

warmer Bäder und Begießungen gegründet: in dem Buche De prisca medicina, das selbst von achtungswürdigen Gelehrten für apokryphisch und — unverständlich bezeichnet (Halleri Bibl. anatomica, T. I, p. 26), von einem der würdigsten praktischen Aerzte hochgeschätzt und vertheidigt ist, (Van Swieten Comment. § 558), das jedem Denker einen hohen Begriff von dem unbefangenen Auffassungsvermögen des ältesten Arztes geben muß, weil er weder Hypothesen noch unmittelbare Nachweisung im Begrenzten sucht, sondern das Leben in seinen Manifestationen beobachtet.

momentane Erregung des Ganzen oder des einzelnen Theils, schnelle Uebergänge von einer Temperatur zur andern, u. s. w. bestimmen dieses Vermögen der Wärmeerzeugung auf mannigfaltige Art. Der Lappländer und sein Hund ertragen Kälte, gegen welche den Europäer keine Pelze schützen, der thätige Mensch erträgt Kälte und Hitze leichter als der unthätige.

Ich sah im Sommer die Fingerspitzen absterben, die gefrornes Quecksilber berührten; bei höheren Kältegraden zeigen sich die Organe, welche ein geringeres animales Leben haben, am leichtesten erfroren. Durch Affekte sehen wir in einzelnen Theilen plötzlich einen hohen Grad von Wärmeerzeugung, oder das Gegentheil, große Verminderung der Wärme, ohne daß der Blutumlauf damit im Verhältniß steht. So dürfen wir den Einfluß der äußern Temperatur auf den Organismus oder seine Theile nicht als einen bloß localen Reiz ansehen, der einen galvanischen Prozeß oder die venöse Blutbereitung vermehrt oder vermindert, sondern sie ist eine Veranlassung, wonach das Bestimmende (diese Tendenz, den Organismum als Einheit zu erhalten, dieser organische Wille ohne Vorstellung) seine Thätigkeit bald in demselben Organ, bald in einem entfernten modifizirt.

§ 14.

Jede Lebensäußerung ist aber Manifestation des organischen Willens, sowohl kranke als gesunde: dieser Wille bestimmt die Vegetation. Im gesunden Zustande in

Uebereinstimmung mit der Einheit des Ganzen. Im kranken Zustande wird derselbe durch ererbte Anlagen, äußere Einflüsse (Contagien, epidemische Constitution, Verletzungen und Störungen einzelner Functionen, u. s. w.) veranlaßt, **nicht** in Uebereinstimmung mit der Einheit zu **wollen**: das Organ tritt aus der Einheit (aus der Gemeinthätigkeit des ganzen Organismus) aus, ist **krank** *).

§ 15.

Folgt die Vegetation dem gestörten Willen, so wird dieser befriedigt und wird so wieder der ganzen Einheit subordinirt, wenn die erregende Ursache nur momentan war; das ist der Fall in einfachen Entzündungen von Verletzung, u. s. w. Die Vegetation bringt eine andere Bildung (Reproduction) oder Absonderung, Eiterung, seröse Ausleerung, u. s. w. hervor, und der kranke Wille ist befriedigt, die vermehrte Venosität hört auf. Eben so in manchen epidemischen und contagiösen Krankheiten; die befriedigende Vegetation heißt dann Krise und Lyse. Oder er wird durch die fortdauernde Ursache immer von neuem erregt, die kranke Organisation ist alsdann dauernd und theilt sich selbst andern Organen, durch eine ähnliche Erregung, als wodurch sie selbst entstanden war, mit. (Krätze, venerische Krankheit, Aussatz, Flechten, Skrofeln, Rothlauf (Erysipelas), u. s. w.) Nach den mannigfaltigen Arten des so erregten kranken Willens und

---

*) *Ἥ νȣσος παρασκευὴ τις παραφυσιν ὑφ' ἧσ' ενεργεια βλαπτεταὶ.* Auctor definitionum Galeni.

der dadurch gestörten Vegetation haben wir die Krankheiten zu bestimmen gesucht; wir müssen uns aber immer bescheiden, daß diese Krankheiten in der Individualität keine abgeschlossene, durch einen allgemeinen Willen bestimmte, Einheiten, keine Organismen mit einem bestimmten Naturzwecke sind, sondern das Produkt des kämpfenden Lebens des Individuums, nach der Individualität auf mannigfaltige Art modifizirt. Daraus wird uns erklärbar, daß, auch in den letztgenannten Arten, die Individualität noch oft den Sieg davon tragen und Krisen, Lysen oder Metaschematismen der Krankheit hervorbringen kann.

§ 16.

Kann aber die Vegetation dem kranken Willen nicht Genüge leisten, so nimmt dieser immer an Intensität zu und theilt sich leicht andern Organen oder dem ganzen Organismo mit, d. h. das Leben strebt ihn in andern Organen zu befriedigen. Er ist entweder auf das einzelne Organ beschränkt, und es folgt ihm kein Lebenszweck, keine Verwandlung des Serums in venöses Blut (diesen Zustand des Organs nennen wir Krampf: das Organ wird, so weit wir es beobachten können, blaß und erzeugt keine Wärme), oder die Vegetation wird durch ihn zweckwidrig erregt, seine Einwirkung auf das Blut (Verwandlung des Serums in Venenblut) nimmt zu und theilt sich dem ganzen Organismo mit. So ist seine die zweckmäßige Vegetation vernichtende Wirkung, in dem für alle Arten der lebendigen Bestimmung zunächst empfänglichen Verdauungssysteme, am häufigsten und deutlichsten;

es geschieht in demselben keine zweckmäßige Blutbereitung, die negative Polarität hat darin die Oberhand, das Blut wird dunkler gefärbt, für die Venen weniger erregend, kann in den Lungen mit dem Makrokosmus weniger ausgeglichen werden, und es entstehen, unter mancherlei Formen des speziellen Leidens einzelner Organe, die kranken Erscheinungen, welche wir unter dem Namen Typhus, nach Hippokrates, begriffen haben. Die Farbe der einzelnen Organe kann dann, nach ihrem verschiedenen Leiden, bald dunkler, bald heller, die Wärmeerzeugung größer oder geringer werden; dunkler gefärbtes Venenblut und geringere Verwandlung desselben in arterielles durch Respiration, gehören zu dem allgemeinen Charakter dieser Krankheiten.

Stört dieser unbefriedigte organische Wille die Sinnesorgane, so entstehen gestörte Aperceptionen, gestörte Vorstellungen, Verlangen und Abscheu, Schwindel, Delir, u. s. w., und diese können gestörten bewußten Willen, als Wahnsinn, Wuth, Tetanus, Convulsionen, u. s. w. erregen. In diesem gestörten Willen durch Vorstellungen, Verlangen und Abscheu, kann aber der Typhus noch am leichtesten befriedigt werden, und daraus wird es begreiflich, daß wüthender Wahnsinn oft die deutliche Krise typhöser Krankheiten ist.

§ 17.

Auch eine andere, dem organischen Willen, gegebene Richtung kann die Krankheit heilen. Wir haben solches Gegenreiz genannt. Wie im bewußten Leben kann auch, bei diesen Gegenreizen, nicht bloß von einem räumlichen + oder — die Rede seyn. Wie im bewußten Leben eine scheinbar geringe Aperception, das heftigste Verlangen, Abscheu und Willen unterdrücken kann, so kann oft eine scheinbar geringe Ansprache des organischen Willens den heftigsten kranken Willen unterdrücken; z. B. Geruch von stinkendem Asand, gebrannten Federn, u. s. w., hysterische Krämpfe. Hierauf beruht die Wirkung aller spezifischen Mittel, sowohl der homöopathischen als allopathischen, vieler diätetischen und — des thierischen Magnetismus. Der Arzt wird sie nie durch seine Kenntnisse im Raume ergründen, nie unter allgemeine Regeln bringen und in ein System ordnen; er muß stets versuchen, stets dem Nützlichen und Schädlichen im einzelnen Individuo nachforschend, sich in seinen Nachforschungen, von dem früher selbst Beobachteten hauptsächlich — von den Beobachtungen Anderer gelegentlich, leiten lassen.

§ 18.

Von allen Gegenreizen dürfte wohl der Wechsel der äußern Temperatur, dem ganzen Organismo oder dem einzelnen Theile, der allgemeinste und am schnellsten wirkende seyn. Eben weil das Leben die äußere Temperatur nicht annehmen, sondern seine eigene behalten will, wird es durch jeden Wechsel aufgereizt. Wäre es erlaubt in Gleichnissen des bewußten Lebens zu reden, so könnte man sagen, sie sey in manchen Fällen die ernsteste Drohung, die erste Lebensbedingung zu entziehen oder die Vegetation zerstörend zu häufen, wodurch der Wille bestimmt werden kann.

§ 19.

Kälte muß wohl allgemeiner und plötzlicher wirken, da sie die Lebensbedingung zu entziehen droht, und dadurch den animalen Willen zu andern Thätigkeiten aufregt, die Vegetation zwar vermindert, aber nicht unterdrückt wird (daher wird der einzelne Theil, der Kälte ausgesetzt, dunkler gefärbt — von Venenblut — im Volumen vermindert, aber oft wärmer im Gefühle); ein höherer Grad von Wärme hingegen den kranken animalen Willen unterdrückt (um Kälte hervorzubringen) und die Vegetation vermehrt, ohne ihr eine andere Richtung zu geben. (Daher wird der einzelne Theil, wenn höhere Wärmegrade auf ihn angebracht werden, blaß oder ganz weiß, zugleich vom Andrang des Serums angeschwollen; die vegetative Absonderung wird in ihm vermehrt und ergießt sich demnächst unter die Oberhaut). Plötzlicher Wechsel von Wärme in Kälte ist daher mehr im Stande, den organischen Willen, wenn er auch mit dem Leben des ganzen Individuums genau verkettet ist, zu unterdrücken. Eine plötzliche Anbringung von Kälte auf die Haut unterdrückt die Function derselben (Erkältung), kalter Trunk den organischen Willen der Verdauungsorgane und vermehrt dadurch den der Haut, und bringt Transspiration hervor; eben so den kranken organischen Willen: Kälte unterdrückt Hautausschläge, und kaltes Getränk ist das ohnfehlbarste Mittel, Uebelkeit und Erbrechen zu unterbrechen, u. s. w.

§ 20.

So lag es den Aerzten aller Zeiten sehr nahe, sich dieses schnellwirkenden und leicht zu habenden Mittels zu bedienen, dessen Wirkung aber zu allen Zeiten, nach mancher Theorie dargestellt, die Anwendung oft schwankend machte; wir dürfen ohne Bedenken behaupten, daß die ältesten Aerzte beide am deutlichsten erkannten, weil sie ohne Theorie die Lebensmanifestationen sorgfältig beobachteten.

§ 21.

Seit 45 Jahren habe ich die Wirkungen des Mittels aufmerksam beobachtet; dreizehn Jahre, als Arzt bei einem der wirksamsten Bäder Deutschlands, und später oft in gefährlichen Krankheiten, wo alle andere Hülfe vergeblich schien. Ich halte mich daher für berufen, nicht einzelne Krankheitsfälle zu beschreiben, sondern, so viel wie möglich, meine Ansichten vom Gebrauch der Kälte, die mich in der Ausübung meiner Kunst oft glücklich geleitet haben, darzulegen.

§ 22.

Kälte erregt den organischen Willen — Wärme zu erzeugen, und unterdrückt dadurch andere Bestimmungen des Lebens, die im eigenen Organismo oder von außen erregt sind. Sie hat also diese Unterdrückung der kranken Lebensbestimmungen in gewissem Maaße mit der Wärme gemein, indem diese, Kälte zu schaffen, veranlaßt wird.

Die zu beobachtenden Wirkungen der Kälte, auf den lebendigen Organismus, sind folgende:

§ 24.

a) Auf die gesunde Haut angebracht vermindert sie im Anfange deutlich das animale Leben, dadurch die Wärmeerzeugung und den Turgor vitalis im Parenchyma. Die Haut wird kälter, blässer, und im Volumen vermindert.

§ 112.

b) Auf frische Wunden wirkt sie eben so, und man kann sie daher das kräftigste entzündungswidrige Mittel nennen. Der durch die Verletzung erregte vermehrte animale Lebensprozeß, der größere Andrang von arteriellem Blut und Verwandlung desselben in venöses, wird vermindert oder ganz gehoben.

§ 25.

c) Dasselbe geschieht, wenn im Hautorgan eine spezifische organische Bestimmung (organischer Wille) vorhanden ist, z. B. wenn das Leben, bei starker Muskelbewegung, bei erhöheter äußerer Wärme — erhöhetes Hautleben, Transspiration, u. s. w. veranlaßt, oder spezifische Hautausschläge, Blattern, Masern, Friesel, u. s. w. durch eine spezifische Ansprache gebildet werden sollen. Ein solcher organischer Wille wird im Hautorgan durch Kälte unterdrückt, aber er ist deswegen nicht in der ganzen Individualität vernichtet; je mehr er für diese Bedürfniß geworden, desto mehr sucht das Gemeinleben in andern Organen eine vicariirende Thätigkeit zu erregen, und die Folgen von unterdrückter Transspiration, zurückgetriebenen Hautausschlägen, selbst von unterdrückter Entzündung, sind so mannigfaltig, als das Leben der Individuen selbst mannigfaltig ist.

§ 26.

d) Nimmt die Kälte in dem Maaße zu, daß sie als nachtheilig in das Gemeingefühl tritt, so erwacht der organische Wille, Wärme zu erzeugen, in demselben Maaße kräftiger; die durch die Kälte verminderte Vegetation ist aber nicht im Stande, diesem Willen vollkommen zu genügen, wir sehen die Venosität vermehrt, der erkältete Theil wird durch Venenblut dunkler gefärbt, erhält eine schmutzige blaue oder braune Farbe, kleine, vorher durch die Oberhaut nicht sichtbare, Venenstämme werden gefüllter und deutlicher, und bei längerer Dauer dieses Zustandes entstehen typhöse Symptome des ganzen Organismus: verminderter Wille für alle andern Functionen des Lebens, Mattigkeit der Muskeln, Gleichgültigkeit, Schläfrigkeit und Schlaf oder Delir, u. s. w.

§ 27.

e) Je schneller der Uebergang von einer Lebensbestimmung (einem organischen Willen) auf die andere erfolgt und je größer die Differenz ist, desto größer ist die letzte mit ihren Wirkungen auf das Venensystem. Das Angesicht des Menschen, der aus einem warmen Raume schnell in die Kälte geht, wird dunkler gefärbt.

§ 28.

f) Desto schneller und stärker entstehen auch die vicariirenden Lebensthätigkeiten in andern Organen, Absonderung von serösen Flüssigkeiten auf der innern Schleimhaut, Schwindel, Schlagfluß.

§ 29.

g) Die Vegetation wird nicht in gleichem Maaße durch die Kälte gestört oder unterdrückt, im Gegentheil scheint sie in gewissen Grenzen das, von dem ersten organischen Willen, erhaltene Leben in vermindertem Grade fortzusetzen, und so lange dieses geschieht, manifestiren sich vicariirende Thätigkeiten nicht so heftig oder gar nicht. Die Wunde, welche durch kalte Aufschläge in den Zustand gebracht ist, daß die Entzündung gehoben wird, ohne heftiges Frieren zu erregen, reproduzirt die getrennten Theile bei weitem schneller, als wenn Wärme angewandt ist; die getrennten Theile kommen in einen mit dem der niedrigern Thierklassen analogen Zustand des Lebens. Ich sah eine einfache Wunde der Kopfbedeckung, welche sechs bis acht Zoll lang und vollkommen dreiviertel Zoll breit war, ohne alle Vereinigungsmittel bei kalten Aufschlägen nach drei Tagen so vereinigt, daß ich sie kaum durch eine feine Linie als Narbe bezeichnet fand. Wenn der organische Wille, Hautausschläge (Blattern, Masern, u. s. w.) zu bilden, bis auf einen gewissen Grad vermindert wird, so bringt die Vegetation diesen Hautausschlag weniger, aber desto vollkommener hervor, und es entstehen keine Metastasen.

§ 30.

h) In Organen, wo das vegetative Leben sehr vorherrscht und viel Blut in Serum verwandelt wird, wirkt die Kälte nachtheiliger, sie unterdrückt das normale animale Leben, und veranlaßt das vegetative Leben, anomal zu wirken und anomale seröse Absonderungen zu machen, wodurch neuer Reiz auf das animale Leben und sich verbreitende venöse Blutbereitung entsteht (Erysipelas). Das ist der Fall, wenn Kälte auf innere seröse Häute mancher Organe kömmt, die nicht mit Oberhaut oder Schleimhaut bedeckt sind, z. B. das Auge, das innere Ohr, die Ausführungsgänge verschiedener absondernder Organe.

§ 31.

Wird aber die Vegetation zugleich durch die Kälte unterdrückt, wird das einzelne Organ, auf welches der kranke Wille wirken soll, plötzlich leblos, so entstehen ohnfehlbar vicariirende Lebensmanifestationen in andern Organen, die theils von der Function des primär-affizirten Organs, theils von der Individualität des ganzen Organismus abhängig sind, und welche die Anatomie nie, durch Nervenleitung zu bestimmen, fähig seyn wird; wenn wir auch die Wechselwirkung der Organensysteme, z. B. der Haut mit den Schleimhäuten des Darmkanals, der Generationsorgane mit den Brüsten und dem Halse, u. s. w., des absondernden Organs mit der äußersten Oeffnung seines Ausführungsganges, des Magens mit dem Organ der Sinne, u. s. w. nicht verkennen können, so machen dennoch angeborne oder durch Gewohnheit, Zufälle, u. s. w erworbene Verbindungen der einzelnen Organe mannigfaltige Ausnahmen. Diese Metastasen entstehen aber unverkennbar um so gewisser, als

1) das Normalleben der ganzen Individualität erregbarer und schwankender ist. Daher sind alle vicariirende Thätigkei-

ten in heißen Klimaten häufiger und heftiger, als in kalten, bei Kindern und jüngern Individuen, bei denen das Leben noch nicht seine Verkettungen und harmonischen Sympathien durch Gewohnheit befestigt hat, häufiger; eben so in den Perioden der Veränderung der Lebenszwecke (Verpuppung), gleich nach der Geburt, beim Zahnausbruch, Entwickelung der Pubertät, Entbindung, u. s. w. häufiger. Eben so bei sogenannten Nervenschwachen, wo die Individualität mehr Receptivität für das Schädliche, als Reaction, um es abzuwenden und auszugleichen, hat; weniger bei kachektischen Individuen, bei denen der ganze Lebensprozeß träger von Statten geht.

2) Je schneller und heftiger der Wechsel der Temperatur, sowohl in Rücksicht der Zeit, als der Differenz des Wärmegrades, ist.

3) Nachdem das Verhältniß zwischen dem animalen Willen (der Venosität) und der Vegetation (der Arteriosität) ist. Hat erstere bereits bis zur Destruction des Organs die Oberhand gewonnen (Sphacelus), so wird letztere dnrch die Kälte im Verhältniß mehr unterdrückt, und es wird keine neue Lebensthätigkeit, um das Abgestorbene zu trennen, erregt werden können; daher ist Kälte bei sphacelösen Geschwüren meistens nachtheilig *). Nur da, wo dieses kranke Lebensverhältniß durch die Kälte selbst entstanden ist, wo also Erregung der eigenen Wärmeerzeugung das Mittel ist, die kranke Venosität zu unterdrücken und die Vegetation zu erhöhen, kann sie

*) Hippocrates Aphor. Sect. v, Aphor. 17 et 20.

nützlich seyn, ist selbst unentbehrlich, wenn bereits jauchige Absonderung des Abgestorbenen eingetreten ist. Also auch bei eiternden und gangrenösen Frostbeulen *).

4) Auch da, wo der animale Wille seiner Natur nach so stark ist, daß er durch die Umstimmung durch Kälte nicht unterdrückt werden kann, schadet sie, weil sie das vegetative Leben mehr unterdrückt und dadurch den Lebensprozeß noch regelwidriger macht. Auf Krebsgeschwüre, venerische Geschwüre, u. s. w. wirkt sie daher schädlich.

5) Oft, und vielleicht am häufigsten und wirksamsten, macht die Kälte eine Umstimmung und unterdrückt den kranken Willen in einem einzelnen entfernten Organe, für welches sie, unmittelbar angebracht, schädlich seyn würde. So wirken kalte Fomentationen bei Kopfverletzungen nicht unmittelbar auf die entzündeten innern Theile des Kopfes, Eisaufschläge auf den Unterleib nicht unmittelbar auf die Eingeweide; man sah Rothlauf im Gesicht geheilt, indem die Füße in kaltes Wasser gesetzt wurden. (Monets Heilkur des Bisses toller Thiere, S. 78).

§ 32.

Kranker animaler Wille, nicht durch fremde Ansprache momentan erregt, sondern in der ganzen Individualität begründet und durch eine Anstrengung derselben, um das Leben wieder normal zu machen, hervorgebracht, kann auch nicht

*) Auflegen von Schnee heilte brandige Frostbeulen. Sammlung medizinischer Wahrnehmungen, B. VIII, S. 377.

ohne Gefahr durch Kälte unterdrückt werden: Podagra, gewisse Arten der Rose, manche Arten der Hämorrhoiden, manche flechtenartige Hautausschläge, u. s. w.; weil der kranke Wille der ganzen Individualität, durch die Unterdrückung der einzelnen Manifestation, nicht gehoben wird, und meistens sich in andern innern Organen zu äußern strebt. Die Ausnahmen, welche einzeln von diesen allgemeinen Erfahrungssätzen vorkommen, sind solche, wo vielleicht die kritische Manifestation bereits vollendet und dem kranken Willen Genüge geschehen war, z. B. Podagra geheilt durch Eis und Schnee, Rose durch kalte Aufschläge oder Eintauchen der Füße in Eiswasser, Hämorrhoiden durch kalte Klystiere, flechtenartige Ausschläge durch Eis.

§ 33.

Es erhellet also: daß wir durch Kälte das Verhältniß des Bestimmenden und der Vegetation (des Zubestimmenden) sehr bedeutend verändern und oft reguliren können, daß wir nicht etwa durch ein + oder — dieses thun, nicht den Lebensprozeß bloß vermehren oder vermindern, sondern ihm eine andere Bestimmung geben, wodurch die kranke Bestimmung vermindert oder ganz unterdrückt wird, wobei die Vegetation ihre frühere Bestimmung behalten und selbst noch vermehren kann.

§ 34.

Wollen wir aber auf diese Art von der Kälte als Heilmittel Gebrauch machen, so müssen wir erwägen:

1) ob das kranke Leben in dem Verhältniß wirkt, daß dadurch der kranke Wille befriedigt und die Krise hervorgebracht werden kann. Alsdann wird der Arzt sich nicht erlauben, in die Operation des Lebens einzugreifen.

2) In welchem Maaße die kranke Stimmung verdrängt werden darf, ohne befürchten zu müssen, daß sie in andern Organen dem kranken Willen Genüge zu leisten streben wird (Metastase).

3) Welcher Grad der Bestimmung erfordert wird, um das zweckmäßige Verhältniß herzustellen, so daß die Krise oder Lyse hervorgebracht werden kann.

Diese Fragen müssen zum Theil durch allgemeine Erfahrungen, hauptsächlich aber durch das vorsichtige Urtheil des Arztes im individuellen Falle, beurtheilt werden. Galen versichert, daß die ältern Aerzte bei jedem Bade, wenn es als ernstes Heilmittel angewandt wurde, selbst gegenwärtig waren und Hippokrates klagt, daß die wohlthätige Wirkung der Bäder oft verloren gehe, weil keine geschickte Administratoren gegenwärtig seyen. Hierin besteht die Kunst: Charakter der epidemischen Constitution, Ort des Reizes, der den kranken Willen erregt hat, Beschaffenheit des Organs, auf welches der kranke Wille wirkt, und die Wichtigkeit dieses Organs für das ganze Leben, Individualität, Gewohnheiten, Alter, u. s. w. — bringt alles der Arzt in Anschlag, und nach diesen Betrachtungen geht er vorsichtiger zu Werke.

Zweites Capitel.

Wirkung der Kälte in typhösen Fiebern.

§ 35.

Fieber ist die Theilnahme des ganzen Lebensprozesses an einem kranken Willen; ist also das im ganzen Lebensprozesse, was Entzündung in den einzelnen Organen ist: die Anstrengung des Lebens etwas Bestimmtes zu bilden, um dem kranken Willen Genüge zu leisten und das Nachtheilige zu entfernen.

Wenn dieses gebildet wird, so heißt das Crise oder Lyse. Die erste Perception des Schädlichen, welches den kranken Willen veranlaßt, wirkt eben so auf die Individualität, als das durch die Sinne apercipirte Schädliche wirkt, ehe wir das ganze Verhältniß desselben zu unserer Individualität und die Mittel es zu entfernen, zur Vorstellung gebracht haben. Es wirkt Schrecken und seine Folgen; Stillstand des Lebensprozesses im Parenchyma, und zunächst in dem der Außenwelt zugekehrten Theile desselben, in der Haut und den die ganze Individualität (den äußern Körper) bewegenden Muskeln: Schauder, Frost, Zittern, Gliederschmerzen, u. s. w. Der Unterschied zwischen beiden ist: daß in letzterem Falle das Schädliche, sogleich oder nach und nach, zu deutlichen Vorstellungen kömmt, weil es durch alle Sinne mit der Individualität verglichen, dadurch sein Verhältniß zur Individualität bestimmt und das Mittel, die Individualität dagegen zu sichern (Nichtachten, Fliehen, Abwehren), zu einem bewußten Willen gebracht werden kann; im ersteren Falle hingegen das Schädliche nicht zum Bewußtseyn gelangt, und das Leben allein (hier die Heilkraft der Natur) Anstrengungen macht, um das Schädliche zu entfernen und dadurch den kranken Willen zu befriedigen. Dieses darf nicht als Gleichniß angesehen werden, sondern ist die wahre Darstellung der Manifestation des Lebens. Nach Individualität, angebornem Unvermögen einzelner Organe, in dem gegebenen Falle zweckmäßig thätig zu seyn, oder anderer, zu heftig erregt zu werden, nach der Natur der erregenden Schädlichkeit selbst, und nach dem Eingreifen psychischer Lebensäußerungen, muß dieses Streben der heilenden Naturkraft sehr verschieden seyn, wie der bewußte Wille auf sehr verschiedene Art, die Individualität zu sichern, strebt.

§ 36.

Wird dieser kranke Wille befriedigt, werden die Krisen oder Lysen zu Stande gebracht, so entsteht Ruhe, und die Manifestation des Lebens geht ihren individuellen Gang fort; kann das Gewollte nicht geschaffen werden, so nimmt der kranke Wille immer mehr zu, verbreitet sich über andere Lebensfunctionen, und der Kreislauf wird immer mehr gestört.

§ 37.

So lange dadurch das arterielle System in gleichmäßige oder selbst noch vermehrte Thätigkeit gesetzt wird, ist beschleunigter Puls, größere Anstrengung der Wandungen der Arterien und vermehrte Wärmeerzeugung die Folge, und das Venenblut behält noch Ueberschuß von bildsamer Lymphe, ist hell gefärbt, coagulirt schneller, und die coagulable Lymphe trennt sich leichter vom Blut (Crusta inflammatoria). Die vermehrte Wärme hat diesem Zustande bei den ältesten Aerzten den Namen **Causos**, später **Febris inflammatoria** verschafft. Ist das arterielle System nicht mehr im Stande, den nöthigen Stoff reichlich herbeizuschaffen, so nimmt der kranke Wille (die negative Polarität) immer mehr zu, das Venenblut hat weniger coagulable Lymphe, und diese trennt sich unvollkommener vom Blut, es wird dunkler gefärbt, es ist nicht der normale Reiz für die Gefäße, und seine Circulation ist beschwerlicher, wogegen die Arterien schneller aber mit weniger Kraft wirken; alle übrigen Functionen des Organismus werden mehr gestört, und er geht seiner völligen Zerstörung entgegen. Diesen Zustand nannte Hippokrates **Typhus**.

Zwischen diesen beiden Extremen liegen alle Formen der Fieber in mannigfaltigen Gradationen, nicht allein des + und — des kranken Willens, sondern seiner Art nach, wie er das Leichtere oder Schwächere schaffen will, welches theils von der ersten Veranlassung (Miasma, Contagium, Störung in einzelnen Organen), theils von der

Individualität abhängt, und je nachdem wichtige Lebensfunctionen, früher oder später, heftiger oder leichter, dadurch gestört werden. Es ist daher stets ein fruchtloses Unternehmen der Nosologie gewesen, die Fieber, wie Individualitäten mit einem Naturzweck, in Classen, Geschlechter, Arten uud Abarten zu theilen.

§ 38.

Einen Theil der therapeutischen Frage zu beantworten, ist hier unser Zweck. Wann und Wie können wir diesen kranken Willen, dieses Streben, Krisen und Lysen zu schaffen, unterdrücken und mäßigen?

Die Beantwortung der ersten Frage ist im Allgemeinen leicht (die Ausübung dieser Beantwortung macht aber die eigentliche Kunst). Der Arzt muß nach seinen Einsichten von der Beschaffenheit jener Momente, entweder als freundlicher Pfleger des Kranken, nur das Schädliche von ihm abzuhalten suchen und theilnehmender Zuschauer des Kampfes seyn, wie der Pädagoge oft den Affekt des Schülers erst avfbrausen läßt, um den Ansichten und dem Willen desselben ihre natürliche zweckmäßige Richtung wiedergewinnen zu lassen. Eine heilige Pflicht beider, nicht immer Pädagoge oder thätiger Arzt zu seyn. Der Arzt muß, wenn er sich überzeugt glaubt, daß das Leben des Kranken allein nicht hinreicht, jene Krisen zu beschaffen, eingreifen; entweder durch antiphlogistische Mittel, um die zu große Anstrengung des arteriellen Systems zu mäßigen: Blutausleerungen und vorsichtige Beförderung aller Absonderungen, ohne die eine oder andere gewaltsam zu befördern, reine kühle Luft und mäßige Befriedigung des Durstes, durch nicht reizende aber den Gewohnheiten und dem Geschmack des Kranken angemessene Getränke, sind die nächsten ihm zu Gebote stehenden Mittel. Oder er kann, nachdem diese gehörig angewandt sind, und der kranke Wille mächtiger wird, als das arterielle System, den erstern durch Gegenreize zu mäßigen oder zu unterdrücken suchen.

§ 39.

Dieser Gegenreize sind manche, deren jeder in discreten Fällen seine Wirksamkeit bewährt hat. Wir erlauben uns hier aber, um unserm Zwecke näher zu treten, noch eine allgemeine Frage: Auf welches System der Lebensfunctionen soll er vorzüglich wirken? Auf das, wohin der kranke Wille vorzüglich strebt, um eine bestimmte Bildung oder Absonderung zu schaffen, und in welchem er einen typhösen Zustand hervorbringt, indem er, im Verhältniß des Zubildenden (des arteriellen Systems), zu heftig wirkt und dadurch veranlaßt, daß die kritische Bildung oder Absonderung nicht zu Stande kömmt. Indem der Gegenreiz einen andern Willen erweckt, unterdrückt oder vermindert er den kranken Willen. Diese Einwirkung des Gegenreizes kann auf zweierlei Art geschehen: 1) durch unmittelbare Anbringung des Gegenreizes auf das Organ selbst; 2) indem, in einem mit dem kranken Organe in Wechselwirkung stehenden Organe, ein vermehrter Wille hervorgebracht wird, wodurch der im kranken Organe vermindert wird.

§ 40.

Kälte erregt in gewissen Grenzen den organischen Willen, eigene Wärme zu erzeugen (der höchst wichtige Grundsatz, worauf Hippokrates seine Erfahrungen von Bädern und Begießungen bauete), und wird dadurch das kräftigste Heilmittel in Fiebern, das aber auch eben deswegen die Vorsicht des Arztes besonders in Anspruch nimmt. Wenn irgend eine Schrift des Hippokrates diese praktische Vorsicht des großen Arztes bewährt, so ist es sein Buch über die Diät in hitzigen Krankheiten; jedes darin ausgesprochene Wort ist aus der Natur selbst. Er will hier keine, nach der ältesten Art, mit Wasserdämpfen geheizte Badstuben (ακαπνοι), es soll Wasser von jeder Temperatur zur Hand seyn, damit das Begießen, nach dem Bedürfniß der Umstände, moderirt werden kann, und er klagt, daß die glückliche Wirkung oft verfehlt werde, weil es an Personen mangle, die mit gehöriger Vorsicht verführen.

§ 41.

Die ohnfehlbare Wirkung der kühlen und kalten Bäder ist:

1) daß die Haut den erhöheten Wärmegrad und die stechende Hitze (**Calor mordax**), nicht momentan, sondern auf längere Zeit, verliert. Es tritt also mehr oder

weniger, an die Stelle des kranken typhösen Willens, der natürliche Wille, die dem Individuo eigene natürliche Wärme zu erhalten.

2) Der Puls wird langsamer und weniger gespannt. Sie müssen daher von großer Wirkung seyn in solchen Fällen, wo die Krise durch Hautsecretion beschafft werden soll. Je mehr diesem Schaffen ein typhöser kranker Wille entgegen strebt, je mehr also die Haut brennend von stechender Hitze ist, und der kleine und harte Puls die ohnmächtige Hast des arteriellen Systems zeigt, neuen Bildungsstoff herbeizuschaffen, desto wohlthätiger ist, von allen Zeiten der Arzneikunde her, die Wirkung kühler und kalter Bäder beobachtet. Hingegen sind sie in Fiebern, wo die Krise auf der inwendigen Fläche des Organismus, im Darmkanal, beschafft werden soll, also in eigentlich gallichten Fiebern und sogenannten Schleimfiebern, nicht so auffallend wirksam, da sie sympathisch diese Wirkung leisten können, werden doch aber bei großem Vorherrschen der Venosität nie nachtheilig seyn. Nachtheilig können sie aber da werden, wo die Krise im Darmkanal bereits angefangen hat. Daher warnt Hippokrates gegen Begießungen und Bäder bei denen, „welche mehr flüssige „Oeffnung haben, oder sehr verstopften Leib — hier muß „erst Oeffnung geschafft werden. Auch die in Ohnmacht „Gefallenen, die welche Ekel haben, sich erbrechen, Galle „aufbringen, auch die nicht, welche Nasenbluten haben; „nur dann, wenn dieses weniger ist, als es die Krankheit erfordert, können sie mit Nutzen gebadet werden;

„die Verhältnisse muß der Arzt wissen, und entweder „den ganzen Körper oder nur den Kopf baden."

§ 42.

Im Jahr 1784 veranlaßte mich zuerst die höchste Verlegenheit, ein laues Bad von 24—25° bei einem Freunde zu versuchen, der, vielleicht auf meine Veranlassung, bei der Section eines, an dem damals in Göttingen wüthendem Fieber, Verstorbenen, sich dasselbe Fieber zugezogen hatte. Die Wirkung war so auffallend glücklich, daß dieses Mittel meine ganze praktische Aufmerksamkeit auf sich zog, und die Epidemie, welche bis ins Jahr 1786—89 häufig in Niedersachsen herrschte, gab mir reichlich Gelegenheit, meine Erfahrungen zu erweitern. Ich habe diese im Jahr 1794 in Heckers Magazin, 5tes Stück S. 3—22, bekannt gemacht, und hatte die Genugthuung, daß ein, mir persönlich nicht bekannter, berühmter Arzt und Schriftsteller über Bäder, v. Ferro in Wien, öffentlich, und mein geliebter Freund, der Leibarzt Wichmann in Hannover, in einem Briefe mir ihren Dank bezeigten. Ich überzeugte mich immer mehr, daß in diesen Fiebern, die ihre Krisen hauptsächlich im Hautorgan zu machen strebten, ein größerer Grad der Kälte in dem Maaß wirksamer sey, als die stechende Hitze, die Affektionen der Sinnesorgane, und der kleine schnelle Puls einen höhern Grad von typhösen Zustand anzeigten.

Bereits im Jahr 1786—87 wandte ich ganz kaltes Begießen und Waschen des ganzen Körpers, theils allein mit Wasser, theils mit Essig gemischt, an, und ließ dabei oft kalte Lavements mit Essig geben, nach meiner damaligen Ansicht, besonders da wo Petechien und Vibices eine größere Fäulniß verriethen. Ich erinnere mich, daß ich im Jahr 1804 auf einem großen Gute im Holstein, Birkenmoor, wo ein solches Fieber ausbrach, einem Knechte verordnete, mit einem Eimer ganz kalten Wasser übergossen zu werden. Nur das Zutrauen, welches ich von dem Eigenthümer genoß, konnte denselben und das Hausgesinde bewegen, dieses unerhörte Mittel anzuwenden; sein glücklicher Erfolg erleichterte bei zehn andern Dienstboten, die von derselben Krankheit befallen wurden, die Anwendung, und bald wurde mein wohlfeiles Mittel ein wahres Hausmittel für dieses und die benachbarten Güter; Mägde und Knechte gingen, wenn sie die Vorboten des Fiebers, heftiges Kopfweh, Schwindel, Schauder und Hitze bemerkten, unter den Brunnen und ließen sich reichlich begießen.

Es ist mir nicht erinnerlich, wann mir Wrights und Curries Erfahrungen zuerst bekannt wurden; ich freute mich, daß sie mit den meinigen übereinstimmten, und mußte lächeln, als Joseph Frank, der Sohn meines Lehrers Peter Frank, aus England zurückkehrend, ein wichtiges Geheimniß, böse Fieber zu behandeln, das er neu aus England mitbrachte, mir mitzutheilen, mich nicht unwürdig fand. Es war dieses Curriesche, welches ich damals schon von Currie selbst, und von Hippokrates und Galen gelernt hatte.

Drittes Capitel.

Hektisches Fieber.

§ 43.

Im Jahr 1824 wurde ich bei einem vierzigjährigen Manne zu Rath gezogen, der in den frühern Zeiten spirituöse Getränke und starke Nahrung vielleicht oft gemißbraucht hatte, seit mehreren Monaten aber am hektischen Fieber dem Tode sehr nahe gekommen war. Der früher übermäßig genährte Mann war einem Skelett ähnlich; ein heftiger, oft erstickender Husten plagte ihn Tag und Nacht, mit häufigem mißfarbigen, übelriechenden, dünnen Auswurf, und einer tiefen kaum vernehmbaren Stimme; er klagte dabei über stechende Schmerzen, vorzüglich im Kehlkopf und der obern Luftröhre, aber auch in den Seiten; jeden Abend stellte sich ein heftiges Fieber, oft mit Delir ein, dem ein höchst profuser Schweiß in der Nacht folgte. Die Kräfte waren so sehr erschöpft, daß er das Bett nicht verlassen und nicht stehen konnte. Viel Durst und beständige Säure. Ich hatte Galens sehr ausführlichen Rath über die Anwendung der kalten Bäder bei hektischen Fiebern gelesen *), aber sie ein einziges Mal (ohne glücklichen Erfolg) bei einem Marasmo (Tabes dorsalis)

*) Methodus medendi, L. X., C. 10. De marcore.

im letzten Stadio angewandt, wo der kranke wie der gesunde Wille zu schwach, und die Vegetation zu unvollkommen ist, als daß ein Gegenreiz von der Art wirksam seyn könnte. Hier wandte ich es genau nach Galens Vorschrift an, und die Wirkung entsprach den lebhaftesten Erwartungen! Schon nach dem ersten Bade wurden Fieber und Nachtschweiß geringer, und verschwanden gänzlich nach acht Bädern. Ich ließ zu beiden Seiten des Kehlkopfs eine Fontanelle legen, und verordnete gut nährende Sachen, starkes Waizenbier, u. s. w., und gab innerlich **Semen Phellandrii** und die griffithsche Mixtur. Nach höchstens zwei Monateu war die vollkommenste Heilung erlangt. Ich befolgte Galens Vorschrift möglichst genau, ließ den Körper erst in einem mäßig warmen Zimmer mit Oel einreiben, das Badewasser (ohne alle Zumischung) war + 14 — 15° R. warm, und der Kranke blieb nicht länger als höchstens eine Minute darin, wurde dann leicht mit nicht gewärmten Decken bedeckt, u. s. w. Durch diesen so glücklichen Erfolg aufgemuntert, habe ich später diese kalten Eintauchungen oft wiederholt, selbst bei sehr empfindlichen Frauenzimmern. Kein Arzt wird davon vollkommene Heilung einer in der ganzen Constitution begründeten Schwindsucht, mit Desorganisationen der Lunge durch Lungenknoten, erwarten; aber bei den meisten Kranken, wo es mit einiger Sorgfalt angewandt wurde, minderte es auffallend das hektische Fieber und die Nachtschweiße, oder hob sie auf einige Zeit gänzlich, gab dadurch dem Leben Zeit, sich zu erholen, und erleichterte auf jeden Fall die Leiden der Kranken beträchtlich, so daß sie sich all=

gemein nach der Wiederholung des Mittels sehnten. Ich erinnere mich eines jungen Frauenzimmers, das mit einer Zahl ihrer Geschwister und Vorfahren, die unglückliche Krankheit gemein hatte, von Zeit zu Zeit helles arterielles Blut in geringer Menge, und kalkartige Concremente fast täglich in großer Menge, mit krampfartigem Husten auswarf. Sie hielt durch diese Eintauchungen das hektische Fieber und die Nachtschweiße viele Monate in Schranken, und drang bis in ihre letzten Tage auf den Gebrauch derselben.

Viertes Capitel.

Brustkrankheiten.

§ 44.

Hippokrates sagt, daß die Begießungen in Peripneumonien von größerm Nutzen sind, als in hitzigen Fiebern*): sie stillen die Schmerzen der Pleura, des Brustkastens und des Zwerchfells, befördern den Auswurf und erleichtern die Respiration, heben die Mattigkeit, erweichen die Haut und die Glieder, befördern den Harnabgang, heben die Schwäche des Kopfs und machen die Nase feucht. Er berichtigt eben diese Erfahrungen sehr genau nach seinen

*) De diæta in morbis acutis.

allgemeinen aufgestellten Grundsätzen, und Galen hilft in dieser Rücksicht vortrefflich zur Verständigung *).

Nicht im ersten Stadio der Brustentzündungen passen diese Begießungen so gut, wo bloßes Wasser zum Getränk gegeben wird, ohngeachtet Fälle vorkommen können, wo sie nützlich sind; auch nicht im zweiten, wo vegetabilische Säfte erlaubt sind; am sichersten im dritten, wo die nährende Ptisane gegeben wird, wo also der eigentliche Kampf des Fiebers beendigt ist; vorzüglich empfiehlt er aber die kalten Begießungen in dem Zustande, welchen er Erysipelas pulmonum nennt, und welchen er meisterhaft beschreibt. (De morbis, L. II, Edit. Fœsii, Sect. V, p. 38). Wenn ich alle Symptome vergleiche, so war der im vorigen § beschriebene Schwindsüchtige ein solcher Kranker. Selbst das Oritur ex crapula et carnium nimio usu — traf bei ihm ein, so wie das Multum et liquidum expuit quasi ex gutture et pituitam acidam vomit.

§ 45.

Bartholin, Moneta, und ein alter Venetianer, Tossi a Serra **), haben, den Gebrauch dieses kräftigen Mittels wider herzustellen, gesucht. Bei unsern verzärtelten Sitten

---

*) In Commentario III, in Lib. Hippocrat. De diæta in morbis acutis.

**) Tossi a Serra: De nova quædam peripneumoniæ curanda ratione, a nemine hactenus excogitata. Venet. 1618. 4to.

und der allgemeinsten ganz ungegründeten Furcht vor Erkältung, ist es aber den meisten Aerzten schwer, Gebrauch davon zu machen. Mein Zutrauen bei Kranken hat mir mehrere Male Gelegenheit gegeben, den alten Arzt zu bewundern; diese kalten Begießungen, mit Vorsicht angewandt, leisten wahrlich alles, was er verspricht, und gewiß mehr als unsere gerühmtesten **Expectorantia** und **Anodyna**, die freilich leichter zu verschreiben sind. Bei heftigem trockenen Husten, Brustschmerzen und einem irregulären Fieber, habe ich sie oft mit großem Nutzen angewandt, und würde jetzt auch nicht anstehen, sie bei einer **Pneumonia vere typhoidea** zu gebrauchen.

Fünftes Capitel.

Hautausschläge.

§ 46.

Wie das kranke Leben im Allgemeinen, können wir auch die Krankheiten der Haut unter zwei Gesichtspunkten betrachten.

§ 47.

I) Das animale Leben (der negative Pol) wirkt weniger kräftig oder gar nicht zur Erhaltung der Einheit, und läßt der Vegetation (dem positiven Pol) mehr Gewalt, anomale, nicht zur Einheit gehörige, Bildungen und Absonderungen zu machen. Hier ist die anomale Bildung und Absonderung nicht kritisch, der animale Wille strebt nicht nach Befriedigung, sie geschieht nicht, um die Harmonie des Ganzen wieder herzustellen, und verschwindet nicht, wenn sie eine gewisse Höhe erreicht hat. Diese Hautausschläge gehören nicht in die Classe der Kacherien. Ihre Formen gehen von der serösen Absonderung, bis zur knochenartigen, sehnigten, gallertartigen und steinigten Bildung durch alle Manifestationen des individuellen vegetativen Lebens. Feuchte und trockene Flechte, Krätze, venerische Krankheit, Aussatz, Weichselzopf, Krebs, u. s. w., sind die auffallendsten Formen, die sich aber wieder nach der Individualität mannigfaltig modifiziren. Das dadurch Abgesonderte oder Gebildete ist, als nicht zur Einheit gehörig, für das animale Leben ein Reiz, um es wegzuschaffen, und erregt auf diese Art Entzündung, wie (§ 8, Note) die scharfen Ausleerungen, in den vom sensoriellen Leben ganz getrennten Schenkeln des Knaben, größere venöse Blutbereitung erregten. In der Pathologie sind diese local vermehrten venösen Blutbereitungen chronische Entzündungen genannt.

§. 48

Der einzelne harte Nervenast ist unfähig, den mit der Einheit übereinstimmenden Willen zu manifestiren, ohne daß er ganz aufhört, zu leben, wie in Lähmungen ein Nerv oft nicht fähig ist, den Muskel in Thätigkeit zu setzen, ohne daß deswegen der Muskel aufhört, zu vegetiren. Merkwürdig ist bei dieser Classe von spezifischen Hautausschlägen: daß sie mit dem bewußten sensoriellen Leben in ungleich näherer Beziehung stehen, als Krankheiten des Circulationssystems. Bei vielen gehen Affectionen des bewußten Lebens, längere oder kürzere Zeit, voraus, ehe die Localaffection erscheint; so die große Classe von Aussatz, wozu der Weichselzopf gehört; auf andere haben Affectionen des bewußten Lebens einen weit entschiedenern Einfluß. Kummer und Traurigkeit auf Krebs, Flechten, Gicht; andere entstehen zuerst durch Impfung, wie Krätze und venerische Krankheit, und theilen sich dann benachbarten oder in Sympathie stehenden Organen mit; haben sie aber das ganze Leben affizirt und werden dann unterdrückt, so machen sie vorzüglich auf die sensoriellen Organe Metastasen: Krätze auf die Augen oder auf die innern Sinne, mit zweckwidrigen Vorstellungen und Willensäußerungen, Veitstanz und Wahnsinn, Blödsinn, u. s. w. — Gonorrhöe auf die Augen.

§ 49.

Kälte und Wärme scheint keinen unmittelbaren Einfluß auf sie zu haben; sie werden dadurch nicht unterdrückt, nur auf die durch sie hervorgebrachten chronischen Entzündungen äußern sie ähnliche Wirkung, als auf die wahre Entzündung. Hingegen sind Metalloxyde die allgemeinen Mittel, welche die Localvegetation unterdrücken, und nachdem das ganze Leben mehr Theil an ihnen genommen hat, Metastasen auf andere Organe, vorzüglich die Sinnesorgane, veranlassen.

Nach der Individualität erscheinen diese Krankheiten unter so verschiedenen Formen, als das Leben selbst, und dadurch stehen sie mit den Einflüssen der Aussenwelt in Beziehung: erscheinen bald epidemisch; hängen von Luftbeschaffenheit ab, wo feuchte eingeschlossene Luft sie vorzüglich begünstigt; auch den Einwirkungen des sensoriellen Lebens, Furcht, Kummer, Hunger, unvollkommener Verdauung, u. s. w. sind sie unterworfen.

§ 50.

II) In der zweiten Classe ist der animale Wille (der negative Pol), etwas zu schaffen, aufgeregt, und diese Hautkrankheiten können in dieser Rücksicht entzündliche genannt werden. Er strebt nach Befriedigung, und geschieht diese nicht, so verbreitet er sich auf andere Organe.

§ 51.

Mit der einfachen, durch Trennung der Einheit veranlaßten, Entzündung haben sie gemein:

a, daß nur bei einer bestimmten Wechselwirkung des vermehrten animalen Willens und der Vegetation das Zuschaffende hervorgebracht werden kann; ist ersterer zu stark, so vermehrt sich die venöse Blutbereitung in dem Grade, daß sie das ergriffene Organ zuletzt zerstört, ohne befriedigt zu seyn, und sich im Organismo immer weiter verbreitet, im affizirten Organ Brand, im Circulationssystem Typhus hervorbringt. So bringen einfache Verletzungen und diese Art von Hautausschlägen, wenn sie nicht vollkommen hervorbrechen können, Erysipelas, Brand und Typhus hervor.

b, Kann aber die Vegetation gar nicht folgen (bei einfacher Trennung der Einheit), vermöge der Beschaffenheit des Organs, oder weil für die neue Bildung kein Raum ist (Einklemmung); entsteht Blässe und Kälte in dem affizirten Organe, in der Haut bei Hautausschlägen und Erysipelas: so wirkt der animale Wille auf andere Organe zweckwidrig; auf die Ernährungsorgane durch convulsive Muskelthätigkeit, Erbrechen, Diarrhöe, abnorme Absonderungen auf der Schleimhaut, u. s. w.; auf das sensorielle Leben durch Convulsionen, Schlagfluß, u. s. w.

§ 52.

Sie unterscheiden sich aber von den einfachen Entzündungen dadurch:

a, daß sie nur in einzelnen Fällen (bei geimpften Blattern, bei vergifteten Wunden, Schlangenbiß, Biß wüthender Hunde, u. s. w.) den Organismum zuerst local affiziren; sie affiziren meistens (auch zum Theil auf unbekannten Wegen) das ganze Leben unmittelbar, und bringen darin den kranken Willen hervor, der nur durch eine bestimmte Bildung und Absonderung auf der Haut befriedigt werden kann.

b, Diese Bestimmung des Lebens, einen solchen kranken Willen hervorzubringen, kann entweder von außen geschehen, und wir nennen dann die Veranlassung — Vergiftung (Contagium, Miasma, Venenum), oder ein innerer kranker Zustand (kranke Bildung und Absonderung) kann das Leben dazu veranlassen. Beide Arten unterscheiden sich wesentlich.

§ 53.

1) Das Contagium, Miasma und Vergiftung ist eine einzelne Ansprache an das Leben, und so wie der kranke Wille befriedigt ist, hört er für immer auf, bis in seltenen Fällen eine neue Ansprache zufällig erfolgt, und meistens scheint das Leben für diese weniger empfänglich zu werden (Blattern, Masern, Scharlach, Pest); auch dadurch unterscheiden sich diese Ansteckungen von vegetativen Impfungen, die, wie es mir oft geschienen, eher eine vermehrte Fähigkeit der Aufnahme veranlassen, z. B. Krätze, Gonorrhöe, Syphilis, und so weiter.

§ 54.

2) Der innere kranke Zustand ist mehr bleibend, und das veränderte Hautleben heilt ihn entweder gar nicht, oder nur unvollkommen, und er kehrt von Zeit zu Zeit wieder zurück; es kann der momentanen Ansprache genügen, aber die Veranlassung im Innern nicht heben. So sind manche Hautausschläge im Gesicht (Kupferausschlag, Gutta rosacea), Ausschläge auf der Stirn, Ephelides, u. s. w., rosenartige Entzündungen an den Beinen, anhaltend; sie entstehen von Störungen in den innern Schleimhäuten, der Respirations- und Verdauungsorgane; andere, welche von Anomalien in wichtigern Lebensorganen, namentlich im Pfortadersysteme, veranlaßt werden, erregen einen heftigern Willen mit Fieber, den das Leben unterdrücken muß, um der völligen Zerstörung

möglichst vorzubeugen; sie lassen so auf eine Zeitlang nach, ohne daß die Anlage gehoben ist, wenn nicht andere Krisen, Erbrechen, Stuhlgang, Eiterauswurf, u. s. w. sie heben. Rose im Gesicht, Gürtel (Zona) und andere Rosen sind von dieser Art, und, nach der Ursache ihres Ursprungs, erscheinen sie manches Mal selbst nach einem gewissen Zeittypus. Ich sah sie jedes Jahr fast regelmäßig mit heftigem Fieber, und anfangs mit Delir erscheinen; eine Krankheit in den Lungen schien ihr den Ursprung zu geben; sie endigte sich jedesmal mit einem reichlichen Auswurf von Blut und Eiter.

§ 55.

Diese letzten Arten von Hautkrankheiten müssen sich, wohl mehr als alle übrigen, nach der Individualität und nach der größern Neigung zu Kachexien modifiziren; können mehr oder weniger mit dem kachektischen Zustande des Organs verbunden seyn, und danach andere Erscheinungen in der kranken Form hervorbringen; es dürfte daher den Nosologen der Hautkrankheiten für die Zukunft eben so schwer bleiben, sie im Einzelnen systematisch zu ordnen, als es bisher gewesen ist. Unser gegenwärtiger Zweck ist es wenigstens nicht, sondern wir gehen zu unserm Hauptzweck wieder zurück: Die Anwendung der Kälte bei Hautausschlägen zu bestimmen.

§ 56.

Die Kälte vermindert das animale Leben schneller, als das vegetative; sie wird daher in den eigentlich kachektischen

Ausschlägen keine regulirende Kraft üben, sondern nur in einzelnen Fällen die chronische Entzündung mindern oder unterdrücken, wodurch sie aber selbst nachtheilig werden kann, indem diese chronische Entzündung mit der rosenartigen Entzündung die gleiche Beschaffenheit hat, daß ihre Veranlassung bleibt, und wenn sie unterdrückt wird, Metastasen, wie von Erysipelas, entstehen. Kälte und nasse Mittel sind daher im Allgemeinen, in chronischen Hautkrankheiten wohl immer, entweder ohne Nutzen, oder höchst gefährlich. Ich habe 400 gefangene Franzosen, die an Krätze litten, der Reinlichkeit wegen, täglich in der Weser, zu 12—15° Wärme, baden lassen, ohne daß ich irgend eine Veränderung in dem Hautausschlage bemerken konnte, außer daß die Haut auf einige Zeit blässer wurde und die Pusteln zum Theil verschwanden; bald kehrte aber Ausschlag und Röthe zurück. Eben so habe ich Leprose und mit den Yaws behaftete Neger in der See, ohne Einwirkung, baden gesehen. Bei Gonorrhöe ist Kälte und kaltes Wasser gefährlicher, da diese mehr den eigentlich erysipelatösen Charakter hat; auch in Krebsknoten vermehrt Kälte oft die stechenden Schmerzen, ohne jedoch in der kranken Organisation Veränderungen zu machen. Was Seebäder und andere Bäder in allen Kachexien wirken, ist nicht local, sondern die ganze Constitution wird dadurch umgeändert.

§ 57.

Ganz anders verhält es sich mit fieberhaften kritischen Ausschlägen. Der kranke Wille, zu bilden und abzusondern, ist nur einmal erregt; diese Erregung wird nicht wieder erneuert, und sobald ihm Genüge geschehen, hört er auf. So lange also bei mäßigem Fieber ihm Genüge geschieht, ist er nicht zu mindern, und die Anwendung der Kälte und Feuchtigkeit kann in dem Falle sehr gefährliche Folgen haben.

§ 58.

Im Jahr 1784 fing ein Arzt in Hildesheim an, natürliche Blattern zu impfen, und wandte bei sieben Kindern die damals gerühmte kalte Methode rücksichtslos und grausam an. Er ließ die geimpften Kinder im Spätherbst, bei offenen Fenstern, mit dünner Bekleidung, oft mit kaltem Wasser waschen, ließ sie in Kübeln mit kaltem Wasser spielen, so daß die armen Kinder vor Kälte winselten; die Folge war, daß fünf von ihnen Metastasen bekamen: zwei verloren die Augen, zwei starben an chronischer Brustentzündung, und eines kam mit einem Beinfraß des Oberarms, der auch mehrere Muskeln zerstörte und den Arm lähmte, davon.

§ 59.

Später sah ich den geheimen Rath Hoffmann aus Münster kalte Begießungen bei Blattern mit dem glücklichsten Erfolg anwenden. Der einzige Sohn eines Edelmanns, welchen er geimpft, bekam am dritten Tage des Ausbruchsfiebers, Affectionen des Gehirns, blasse kalte Haut und sehr beschleunigten kleinen Puls; nach einigen kalten Begießungen erschienen gute getrennte Blattern, und alle Zufälle hörten auf.

Das gab mir Muth, auch in meiner spätern Praxis dieses Mittel unter solchen Umständen anzuwenden, und es entsprach oft meinen Erwartungen. Man darf sich hier nicht nach Curries Anzeigen (einer brennenden, stechenden, trockenen Hitze) richten, obschon man es auch dann wohl anwenden kann, wenn man überzeugt ist, daß wirklich typhöser Zustand Statt hat; aber eine eigene Blässe der Haut, eingefallenes Gesicht, selbst profuse Schweiße ohne Erleichterung, Ausbruch von Petechien, schwarzen brandigen Blattern, Affectionen des Hirnlebens, zeigen ein größeres Uebermaaß des kranken Willens, und haben kein sichereres Mittel, denselben zu mäßigen und die Möglichkeit einer kritischen Eruption der Blattern hervorzubringen, als kalte Begießungen. Nur in dem Falle, wenn in einem schwach vegetirenden Körper jene Zufälle nicht plötzlich krampfartig, sondern langsam, als Symptom der zunehmenden Unvollkommenheit der Vegetation, entstehen, muß man Hippokrates wichtigsten Rath, Schwache soll man nicht baden, wohl erinnern.

§ 60.

Im Jahr 1778 lernte ich von meinem erfahrenen Freunde, dem Dr. Müller in Preußisch-Münden, einem der geschätztesten praktischen Aerzte in der Gegend, daß er das Waschen und Begießen mit kaltem Wasser, auch in einer Masernepidemie, mit dem glücklichsten Erfolg angewandt hatte. Freilich hat uns der treue Kämpfer *) bereits darauf

*) Amœnitates exoticæ, Fasc. III, Obs. IV, p. 534.

hingewiesen und versichert: daß in Java die Masern allgemein von den Eingebornen mit diesem Mittel glücklich behandelt werden. Ich habe selbst seit der Zeit nicht Gelegenheit gehabt, Masernepidemien zu behandeln; aber meine Ansichten über die in typhösen Fiebern so oft beobachtete Wirkung der Kälte, und der Unterricht, welchen ich von Hippokrates erlangte, wurden immer deutlicher; ich habe mich gefreuet, zu sehen, wie sie von denen anderer Aerzte, z. B. Reuß, nicht sehr abweichend sind, wenn die Benennungen auch noch nicht übereinstimmen.

§ 61.

Im Jahr 1807 herrschte eine Scharlachepidemie sehr allgemein in Kiel, aber meistens gutartig, so daß sie der Hülfe der Arzneimittel wenig bedurfte. Zugleich fielen aber mehrere Frühgeburten vor, und ihnen folgte ein tödtliches Kindbettfieber ohne Ergießungen in den Unterleib. Ich faßte die Vermuthung, daß die Scharlachepidemie die Veranlassung dazu sey, ohne jedoch vollkommene Beweise zu haben. Eine junge Dame von hohem Stande kam auch im siebten Monate der ersten Schwangerschaft nieder, und meine Vermuthung wurde fast zur Gewißheit, da mehrere ihrer Verwandten am Scharlach gelitten, und ihr Bruder an metastasischer Leukophlegmasie gestorben war. Schon am vierten Tage der Krankheit waren die Symptome fast hoffnungslos. Ein nicht zu zählender kleiner Puls, ein Delir, welches alle Spur von Besinnung, selbst von weiblicher Schaam, raubte, abwechselnd heiße und kalte Extremitäten, Verschwinden der

Lochien, u. s. w. So sah ich in der Nacht des vierten Tages, wo ich bei der allgemein geachteten Kranken wachte, den Tod mit raschen Schritten herannahen. Sollte ich hier Rücksichten auf das Urtheil Anderer nehmen? — Der Gemahl, der geweckt wurde, fragte mich mit Thränen theilnehmend, ob ich auch bei dieser Cur an mich selbst gedacht habe? Ich denke nie an mich, wenn ich an meine Kranken denke! — Das Begießen mit ganz kaltem Wasser geschah, und in demselben Momente kam die Kranke zur Besinnung und fragte: Werden alle Wöchnerinnen mit Buttermilch begossen? Kein Delir kehrte zurück, der Puls war fast natürlich, so daß am andern Morgen der Entbindungsarzt, fast erschrocken, die Hand zurückzog, als er den ganz veränderten Puls fühlte; die bisher blasse leblose Haut war nun mit Scharlach bedeckt, und binnen acht Tagen war die Kranke, ohne weitere Zufälle, hergestellt. In typhösen Fiebern habe ich eine solche Veränderung mehrere Male gesehen.

§ 62.

Hingegen habe ich bei den Metastasen des Scharlachs, wo im Bauchfell eine oft ganz gelatinöse Lymphe abgesondert wird, der Urin oft dieselbe Beschaffenheit hat, so daß die geringe Menge beim Erkalten völlig erstarrt und die Haut leukophlegmatisch aufgeschwollen ist, niemals von Bädern (die ich oft versuchte) Nutzen beobachtet, ohngeachtet ich sie in verschiedenen Graden der Temperatur anwandte. Blutegel und Aderlässe, mit Abführungen von Kalomel und Jalappe, sind hier die wirksamsten Mittel.

§ 63.

Der Arzt muß den ganzen Krankheitszustand, nicht einzelne Symptome, ins Auge fassen, und sich fragen: ob er durch ein verändertes Hautleben eine Krise oder Lyse, durch Exanthem oder gleichmäßige Transspiration, hervorbringen kann? Selbst profuse lymphatische Schweiße können ihn dann nicht abhalten, kalte Begießungen anzuwenden, worüber J. J. Reuß neuerlich sehr entscheidende Beobachtungen mitgetheilt hat *).

§ 64.

Immer erinnere man sich aber, daß hier die Kälte als ein heftiges Reizmittel wirkt, um den kranken Willen zu unterdrücken oder zu mäßigen, und statt seiner einen natürlichen Willen der allgemeinen Wärmeerzeugung zu erwecken; man unterdrücke also den kranken Willen nicht eher, als bis er in dem Uebermaaß da ist, daß er die Krise verhindert. Große Kälte, Zugluft, kalte Begießungen, vom Anfang der Krankheit an anzuwenden, ist gewiß eben so verkehrt, als gegen den Feind zur Unzeit sein Pulver zu verschießen, so sehr auch im Gegensatze Vermehrung der Hitze, durch warme Bedeckung, warme eingeathmete Luft, u. s. w. nachtheilig ist. Besonders gilt das da, wo mehrere Lebensorgane, namentlich die Ernährungsorgane, mit in die Krankheit gezogen sind, und auf gewisse Art metastatisch auf die Haut einwirken.

---

*) **Hufeland: Supplementstück des Jahrganges 1822, Seite 72.**

Bei Masern und Scharlach ist das hauptsächlich der Fall; sie haben so leicht den erysipelatösen Charakter der Primärleiden des Pfortadersystems. Ich habe von einer momentanen Erkältung, als der starke kräftige Kranke, beim Ausbruch der Masern, an ein offenes Fenster ging, um sich abzukühlen, die heftigste Pneumonie entstehen gesehen, die kaum durch viermal wiederholten Aderlaß gehoben werden konnte. Von Erkältung und heftiger Leidenschaft sah ich im Scharlach tödtliche Apoplexie entstehen.

Sechstes Capitel.

Metastasen.

§ 63.

Anders verhält es sich mit der vermehrten Venosität oder dem kranken animalen Willen, wenn er vom Leben erregt wird, um einen andern kranken Zustand im Organismo zu heben oder zu erleichtern, also eine Metastase ist. Hier veranlaßt nicht eine einzelne Aufregung des Lebens von außen (Contagium, Miasma, Ueberreizung oder Entziehung gewohnter Reize) den kranken Willen, der bald leicht, bald schwer zu befriedigen, durch Gegenreize moderirt werden kann; sondern hier ist die Veranlassung bleibend. Es ist das im unbewußten animalen Leben, was Leidenschaft im bewußten ist: Es ist die Neigung des ganzen Lebens, sich einem unbefriedigten Willen hinzugeben, und ihn in andern Organen zu manifestiren.

§ 66.

Wie die Leidenschaft des Thieres mancherlei Muskelthätigkeiten erregt, Absonderungen hervorbringt, andere Organe unthätig macht, u. s. w., um einem unbefriedigten Willen zu genügen, so erregt oder unterdrückt das animal-vegetative Leben Thätigkeiten, um einen nicht befriedigten Willen zu manifestiren; wie die bewußte Leidenschaft in den verschiedenen Individuen, oder den einzelnen Organen excitirend oder deprimirend seyn kann, so kann derselbe unbefriedigte Wille in dem einen Individuo vermehrten Lebensprozeß, in dem andern Unterdrückung einzelner Functionen hervorbringen; wie der lange schlummernde bewußte Wille durch äußere oder innere Veranlassungen geweckt werden kann (Gedächtniß), so hat dieser animal-vegetative Wille sein Gedächtniß. Ich sah wirkliche Hydrophobie nach einer heftigen Erkältung ausbrechen, wo der unglückliche junge Mann 6—7 Jahre vorher von einem tollen Hunde gebissen war; ein Blutbrechen sah ich dreimal, nach einem Zwischenraume von sieben Jahren, regelmäßig zurückkehren. Alle periodische Krankheiten sind nichts anders; auch die Unfähigkeit, von manchen Contagien zum zweiten Male affizirt zu werden, ist ein solches unbewußtes Gedächtniß. Dieses ist kein Gleichniß, sondern es ist die Grundidee des einen Lebens, welches in allen seinen Manifestationen nur die Einheit des Individuums darzustellen und zu erhalten strebt. Nicht durch Trennung der Manifestationen dieses Lebens im Begrenzten, in der Form der festen, oder in der Mischung der flüssigen Theile, können wir diesen Archäum und seine Gesetze unmittelbar kennen lernen, sondern das Begrenzte ist nur die Geschichte desselben; aber er läßt in denselben sehr häufig die Spuren der Art und Veranlassung seiner Manifestationen zurück, und so werden sie uns zur unerschöpflichen Quelle des Studiums seiner Natur, wie uns die Geschichte der Handlungen der Menschen die Hauptquelle der Psychologie seyn muß.

§ 67.

Wie aber Verlangen und Abscheu den bewußten Willen auf mancherlei Art manifestirt, je nachdem die Verhältnisse der Außenwelt und des eigenen Organismus denselben modifiziren, wie die verschiedene Ansprache des Contagium's, Miasma's, u. s. w., den animalen Willen bestimmt, die spezifische Art von Krise hervorzubringen, nach den momentanen Lebensverhältnissen des Affizirten doch sehr verschieden; so erregt auch die im Organismo vorhandene Veranlassung den animalen Willen, nach den Organen, in welchen sich derselbe manifestirt, und nach den momentanen Lebensverhältnissen verschieden, aber doch immer nach der Veranlassung spezifisch modifizirt. Z. B. Milchmetastasen: in den Sinnesorganen falsche Vorstellungen eigener Art, im Zellgewebe und auf den serösen Häuten eine milchartige Absonderung, auf der Haut kleine Pusteln. Störungen in der Leber: Gelbsucht, u. s. w. Es wird dem Arzte eben so wenig je möglich werden, diese, durch so manche mitwirkende Momente, modifizirten Manifestationen des kranken Willens in allen Individualitäten unter bestimmte Gesetze und in ein vollkommenes System zu bringem, als den bewußten Willen; Pathologie und Psychologie erkennen hier nur das unbegrenzte Leben im Allgemeinen.

Es kann mein Zweck also noch weniger seyn, die mancherlei Formen dieser Metastasen hier darzustellen; mein Zweck ist: die Anwendung des einzelnen Mittels der Kälte näher zu bestimmen.

§ 68.

Die Metastase ist nicht in Uebereinstimmung mit der ganzen Individualität erregt, sondern sie ist ein von der Einheit getrennter Lebensact; man könnte sie einen, vom übrigen Leben getrennten, fremden Organismum nennen. Daher hört sie nicht auf, wenn der Anforderung Genüge geschehen ist (wie Entzündungen), sondern setzt das ihr einmal eingeprägte Leben fort. Durch manche Anstrengungen strebt das Leben dieses Feindliche aus dem Organismus wegzuschaffen: durch oberflächliche Entzündung, Eiterung, Einhüllung in dichtes Zellgewebe und dadurch bezweckte Trennung vom übrigen Organismus, Entziehung des Bluts durch andere Congestionen, oder durch Asphyrie, u. s. w. Aber die Kälte wirkt nicht auf sie, weil sie keine Umstimmung, kein Streben des ganzen Lebens, die eigene Temperatur zu behaupten, in dem getrennten Organ hervorbringen kann.

§ 69.

Ich sah zwei Epidemien vom typhösen sehr tödtlichen Kindbettfieber mit Ergießung von Lymphe auf das Bauchfell; die Entbindungsanstalt, wo diese wahrlich pestartige Epidemie herrschte, gab mir Gelegenheit, mehr als hundert Kranke zu sehen, und über die anzuwendenden Mittel meinen Rath zu ertheilen. Ich machte wiederholte Versuche, diese Ergießung durch kalte Aufschläge und Begießungen zu hemmen, ohne günstige Wirkung davon zu sehen. Bei jungen Mädchen, zur Zeit der Pubertätsentwickelung, sah ich in vier Fällen ähnliche Metastasen auf das Bauchfell, wie im Kindbettfieber. Das eine, ein gesundes starkes Mädchen von vierzehn Jahren, wurde so plötzlich befallen und die Zufälle waren so dringend, indem sie nach 19 Stunden bereits mit eiskalten Extremitäten pulslos lag, daß ich mich für verpflichtet hielt, auch Eisumschläge (die mir beim Ileus so oft die Wärme wieder in die Extremitäten zurückgerufen haben) zu versuchen; sie schafften aber weder Schaden noch Nutzen; in 36 Stunden war sie verschieden, und die Section zeigte eine völlige Vernichtung des Bauchfells und seiner Fortsetzungen mit einer großen Ergießung von stinkender Gauche. Nach allen Umständen hatte der kranke Zustand dieser Organe nicht länger als 36 Stunden gedauert. Ein anderes klagte über Schmerzen im Becken, die aber mit dem schlimmsten Veitstanz abwechselten; der Zustand dauerte länger als ein Monat, und auch hier wurden kalte Aufschläge ohne Nutzen versucht; ein Geschwür im Mittelfleisch entleerte endlich mehr als zwei Pfund Eiter, und alle Hirnleidn hörten damit sogleich auf. In den beiden andern Fällen war kein Veitstanz, aber namenlose Beängstigung, die auch gehoben wurde, sobald das Leben der Ergießung einen Weg durch das Mittelfleisch gebahnt hatte. Bei einem Knaben von dreizehn Jahren sah ich eine solche Ergießung, die sich durch Blase und Mastdarm einen Weg bahnte, und dann ohne weitere Spur verschwand.

§ 70.

Es ist unbezweifelt, daß Lentin in einer Scharlachepidemie, der metastasischen Leukophlegmasie durch Bäder vorbeugte, die in manchen Epidemien die Mehrzahl der Scharlachkranken befällt und oft tödtlich ist; ist aber diese Metastase erst gebildet, so helfen gewiß keine Bäder; ich habe sie mehrere Male vergeblich versucht.

§ 71.

Die Angina parotidea wird als ursprüngliche epidemische Krankheit durch Kälte leicht weggeschafft; aber mehrere Male habe ich die kalten Umschläge, bei der metastatisch darauf folgenden Hodengeschwulst, vergeblich angewandt.

§ 72.

Alle sogenannte active Hämorrhagien gehören in die Kategorie der Metastasen, und ich habe nie heilsame Wirkung von kalten Aufschlägen, unmittelbar auf das blutende Organ angebracht, gesehen, so kräftig diese auch bei Hæmorrhagiis traumaticis wirken, und kalte Aufschläge auf Genitalien, kalte Fußbäder, u. s. w., in einzelnen Fällen als Schreckmittel nützlich waren. Hippokrates empfiehlt, die kalten-Fomentationen nicht unmittelbar auf das blutende Organ, sondern dahin zu legen, wo die Hämorrhagie ihren Ursprung hat: also auf die Milzgegend, wenn die Hämorrhagie aus der linken Nasenhöhle, auf die Lebergegend, wenn sie aus der rechten Nasenhöhle kömmt.

Siebentes Capitel.

Erysipelas.

§ 73.

Das Erysipelas verdient in Rücksickt der Wirksamkeit der Kälte und der kalten Begießungen eine eigene Betrachtung, da solche in manchen Fällen als wohlthätig sich bewährten, in andem wirklich nachtheilig beobachtet sind.

§ 74.

Nächst dem Auge könnte man die Haut das erregbarste Sinnesergan nennen. Leise Ansprachen von psychischen, animalen und vegetativen Erregungen, bringen in der ganzen Haut oter in einzelnen Regionen ein veränderees Leben und zwar, rach der individuellen Stimmung, in ganz entgegengesetzten Manifestationen hervor. Das beschämte Mädchen wird bald blaß bald roth, bald heiß bald kalt. Die Haut ist nicht bloß die apercipirende Bedeckung, sondern das mitthätige Organ des Muskelsystems. Thätigkeit desselben macht die Haut blutreicher und wärmer, Unthätigkeit blässer und kälter; erstere bringt wärmere dunstförmige Absonderungen als Produkt ihres Lebens hervor; letztere verminderte Wärme und gar keine oder ungeregelte locale kühle und kalte Absonderungen; umgekehrt hängt das Leben des Muskelsystems genau mit dem der Haut zusammen: Unterdrückung des Hautlebens bringt ohnfehlbar Störungen in diesem, seröse Absonderungen in den Scheiden, Unbeweglichkeit und Schmerz (Rheumatismus) hervor. Wenn die Bewohner der wärmern Zonen auch von dem raschern Leben des Makrokosmus keine andere Wirkung spüren, so ist doch die eines vermehrten und erregbaren Muskellebens unverkennbar.

§ 75.

Als früheres Organ der Ernährung im Embryonenleben, steht die Haut mit dem Darmkanal um so genauer in Wechselwirkung, als das Individuum noch jünger ist, und sein Ernährungsgeschäft durch den Darmkanal noch unvollkommen von Statten geht. Den Zustand des Darmkanals kann man bei den Säuglingen und jüngern Kindern auf der Haut lesen, und auf das Ernährungsgeschäft kann man bei ihnen durch die Haut ungleich mehr wohlthätig und nachtheilig wirken, als bei Erwachsenen. Bäder, Begießungen, Waschungen haben bei erstern eine weit entschiedenere Wirkung.

§ 76.

Die Haut ist aber, mehr als das unter ihr liegende Zellgewebe, das schon einzelnen Muskellagen angehört, noch mehr als andere zu besondern Lebensfunctionen bestimmte Organe, und noch weit mehr als die innere Schleimhaut, ein allgemeines, gleich lebendes Organ. Wir dürfen uns daher nicht wundern, daß, durch die mannigfaltigsten Ursachen erregtes, anomales Hautleben sich in dem halbflüssigen Schleimnetze leichter verbreitet, und wenn die Venosität oder der negative Pol vorhanden ist, die Erscheinungen von Röthe, Hitze und Schmerz ohne bedeutende Geschwulst hervorbringt; psychische und animale Affekte, Störungen im Darmkanal und anomales Leben im tiefer liegenden Zellgewebe sind die allgemeinen Ursachen.

§ 77.

Wir dürfen uns eben darum auch nicht wundern, daß dieses kranke Hautleben, durch sehr verschiedene Reize, bald gemindert, bald aber noch mehr gestört wird, daß die gerühmtesten Heilmittel, von Besprechen, Anhauchen und thierischen Magnetismus an, bis auf kalte und warme Aufschläge und Begießungen, trockene und nasse, innere auflösende, ausleerende u. s. w. Mittel, Aderlaß und Blutigel, das Uebel bald schnell heben, bald verschlimmern; eben so wie die gerühmtesten Augenmittel in ihren Wirkungen unberechenbar verschieden sind. Der Arzt muß sich hier vorzüglich bescheiden, daß er die Krankheiten nicht nach dem Namen heilen und die Mittel nicht in seinem Rezeptbuch auffinden kann, sondern nach mancherlei Rücksichten, auf Individualität, Geschlecht, Alter, Jahreszeit, u. s. w., mehr versuchen, als ohnfehlbar glauben soll. Folgende allgemeine Regeln können die Kunst leiten, aber nicht mechanisch bestimmen.

§ 78.

1) Wenn das Leben etwas Fremdes oder abnorm Abgesondertes durch die Haut wegschaffen will, entsteht Röthe, Hitze und Schmerz in derselben, die sich leicht als Erysipelas verbreiten. Hier ist es überflüssig, oft schädlich, die Thätigkeit des Archäus zu stören, und darauf gründet sich zum Theil Hippokrates Aphorismus L. V, Aph. 23: Frigus erysipelas non exulceratum juvat, siquidem exulceratum lædit.

§ 79.

2) Wo die Vegetation schwach und leicht zu unterdrücken ist, bei alten, hysterischen, schlecht genährten, hypochondrischen Personen, nach jeder langdauernden Krankheit, besonders der Verdauungsorgane, kann die Kälte leicht eine völlige Unthätigkeit des positiven Poles und dadurch Metastasen auf innere Organe veranlassen. Bei einem bejahrten schwachen Manne machte einer der berühmtesten Aerzte seiner Zeit den Versuch, die Blatterrose im Gesicht durch kalte Zugluft schnell wegzuschaffen; es glückte nur zu schnell, und ein unheilbarer Blödsinn war die Folge davon.

§ 80.

3) Das Leben (der Wille) hat mit allen Imponderabilien das gemein, daß es durch für ihn passende Leiter geleitet

werden kann; sind doch alle Erscheinungen des Lebens, von der ersten Erzeugung an, bis zur letzten lebendigen Bewegung im Organismo, Ansteckung, u. s. w., eben so gut Beweise davon, als die Leitung des Lichts durch Glas, des Galvanismus durch Metall, u. s. w., und wir dürfen letztere mit gleichem Rechte Manifestationen des Weltlebens, als diese Leitungen des individuellen Lebens des Organismus nennen, ohne daß wir sie für identisch und den Organismum für eine galvanische Säule halten *). In dieser Leitung liegt der Grund, daß sich das Erysipelas in dem fast homogenen, halbflüssigen Schleimnetze so leicht mittheilt und verbreitet, dahingegen andere Gebilde, selbst das tiefer liegende Zellgewebe, welches schon einzelnen Muskeln oder Bändern angehört, ein mehr abgeschlossenes isolirtes Leben haben. Jede Flüssigkeit, als indifferenter Zwischenleiter, dürfte diese Mittheilung begünstigen, wenn sie nicht im Stande wäre, als Gegenreiz die kranke Stimmung selbst zu unterdrücken oder zu mäßigen.

§ 81.

Hierin dürfte der Grund liegen, daß nasse äußere Mittel von deutschen Aerzten vielleicht zu sehr gefürchtet, von

*) Ich habe ein Erysipelas der Brüste einer Wöchnerin, durch thierischen Magnetismum, so weit in Schranken gehalten, daß länger als zwölf Tage die heftigsten Schmerzen unmittelbar verschwanden, und die strahlende Röthe auffallend gemindert wurde; sie kehrte immer nach etwa 12 Stunden zurück, und die Kranke sehnte sich dringend nach dem

andern, besonders in englischen Hospitälern, zu allgemein angewandt sind. Ich könnte mich in dieser Rücksicht keiner entscheidenden Erfahrung rühmen, selbst wenn nicht aus obigen Gründen die Individualität der Kranken so mannigfaltig wäre, da ich nicht Gelegenheit gehabt habe, in größern Hospitälern viele vergleichende Erfahrungen zu machen. Die Erfahrungen von Reuß, denen bereits Dauter, Moneta, Theden und andere vorausgegangen sind, überzeugen: daß allgemeine kalte Begießungen gegen die Gesichtsrose da von ähnlichem Nutzen, wie im Scharlach, seyn können, wo ein typhöser Zustand des ganzen Organismus Statt hat, oder droht. Oft habe ich aber auch heftige Blatterrosen im Gesicht, die besonders bei hysterischen Frauenzimmern vorkommen, durch bloßen Schutz der entzündeten Haut, durch lockere Bedeckung und innere ausleerende und kühlende Mittel, glücklich behandelt; der epidemische Charakter der Krankheit und die Constitution des Kranken muß hier manches entscheiden. Im Allgemeinen dürfte es gerathen seyn, nur bei dringender Gefahr von Typhus seine Zuflucht dazu zu nehmen, und auch da mehr von der allgemeinen Wirkung des Eindrucks, als von der localen Wirkung zu erwarten; haben wir doch Beobachtungen: daß kalte Fußbäder allein eine Gesichtsrose heilten! Noch weniger würde ich diese kalten Aufschläge oder Begießungen örtlich in der brandigen Rose

---

Mittel, das jedes Mal wieder half. Nach zwölf oder vierzehn Tagen hatte sich der Eiter seinen Weg gebahnt, aber mit unbeschreiblich weniger Schmerz.

anrathen, sondern hier die brandigen Wunden mit trockenen antiseptischen Mitteln bestreuen (welches mir so oft deutliche Hülfe geleistet hat), und nach Umständen die typhösen Zufälle des ganzen Systems, mit der erregenden Kälte, zur Krisis leiten.

Achtes Capitel.

Rheumatismus.

§ 82.

Von unbezweifelt großem Nutzen sind kalte Begießungen, als erregendes und die Hautthätigkeit regulirendes Mittel, im Rheumatismus. Vorzüglich bewähren sich die russischen Bäder gegen dieses in nördlichen Gegenden so häufige Uebel. Bei den empfindlichsten verzärteltsten Personen, deren Haut in beständigem Streite mit der Außenwelt ist, denen jede Veränderung der Lufttemperatur, aber auch jeder psychische Affekt rheumatische Schmerzen in den Muskeln, besonders aber in den Kopfbedeckungen erregt, sind diese russischen Bäder in kältern Jahreszeiten, und Sturzbäder im Sommer, fast das einzige Heilmittel; wobei Trinken von kalten Stahlwassern und Verpflanzung der ganzen Individualität in eine ruhige frohe Aussenwelt, die nicht so leicht psychischen Affekten Raum giebt, als wichtige Unterstützungen dieser Wirkung und des genau damit verbundenen Ernährungsgeschäfts, sehr zu berücksichtigen sind. Ich habe seit dreißig Jahren aufgehört Brunnenarzt zu seyn, habe aber um so mehr Gelegenheit gehabt, die Wirkungen der Badereisen im Allgemeinen, ich darf wohl sagen, im Großen zu beobachten. Mein so häufig verlangter Rath über die Wahl des Badeortes, wird nicht nach den Tabellen der chemischen Bestandtheile der Bäder, auch nicht nach der Geschichte der glücklichen Curen bestimmt; sondern Individualität des Kranken in seinem ganzen psychischen und animalisch-vegetativen Seyn, bestimmen, so viel als möglich, meine Entscheidung. In meinem ein und siebenzigsten Jahre ist mir ein ganz bestimmter Ausspruch, über die größere Wirksamkeit dieses oder jenes Bades in einzelnen Beschwerden, unmöglich; aber gern gebe ich noch jetzt die Versicherung, daß sie alle wohlthätig werden können, wenn sie nach ihrer Einrichtung, Lage, Frequenz und Sorgfalt der Badeärzte, mit möglichster Rücksicht auf die Individualität des Kranken, gewählt werden: der eigentliche Brunnengeist kann nicht von Chemisten unter Quecksilber abgesperrt und gemessen, nicht durch kostbare pneumatische Apparate künstlich hervorgebracht und dem Wasser mitgetheilt werden; er wohnt in der Quelle, ihren Umgebungen und Einrichtungen, und der Arzt ist der Priester dieser unsichtbaren Nymphe.

Neuntes Capitel.

Wirkung der Kälte auf den Darmkanal.

§ 83.

Wie die Kälte als kalte Begießung, kaltes Bad, u. s. w., den kranken Willen der Haut unterdrückt oder mäßigt, indem sie das Bestreben der Wärmeerzeugung hervorbringt, so wirkt sie auf den Darmkanal, den wir die, der Aussenwelt zugekehrte, innere Haut nennen können.

§ 84.

Wir sind nicht im Stande, den organischen Zustand des Darmkanals so zu beobachten, wie wir den der Haut sehen können; wir müssen nur aus der Störung der Funktionen desselben darüber urtheilen, müssen uns daher aber auch wohl in Acht nehmen, mehr hypothetisch zu glauben, als faktisch zu beweisen ist. Das Hauptmerkmal, woraus wir den gesunden oder kranken Zustand desselben beurtheilen können, ist seine durch Muskelfasern hervorgebrachte peristaltische Bewegung, wodurch das in ihm Enthaltene bis zum Ausgange weiter geführt, oder nach oben ausgeworfen wird.

§ 85.

Vermöge dieser Bestimmung, wird die Thätigkeit dieser Muskelfibern nicht, wie bei den locomotiven Muskeln, durch Verlangen und Abscheu, sondern entweder durch das in dem Darmkanal Enthaltene erregt; sie tritt daher, eben so wie die Thätigkeit des arteriellen Systems, nicht unmittelbar ins Bewußtseyn, sie wird nur durch das Gemeingefühl (durch das Streben der Erhaltung der Einheit) geleitet; oder innere Ursachen (Nervenleitungen) bringen in den Muskeln Veränderungen hervor, die vielleicht nie zur Erhaltung der Einheit abzwecken können, da sie immer nur einzelne Theile des Darmkanals verändern, und also die peristaltische Bewegung stören. Im kranken Zustande können nicht allein reizende Stoffe auf seiner innern Oberfläche, sondern auch das gestörte Gemeingefühl (z. B. Aperceptionen der Sinne und ihre Rückerinnerungen, in der Seekrankheit) bei eingeschlossenen Substanzen, die nicht weggeschafft werden können (z. B. eingeklemmte Steine in den Nieren und der Gallenblase, u. s. w.), oder auch ein Rheumatismus der Muskelfibern, diese Thätigkeit bestimmen.

§ 86.

Es scheint, daß diese krankhaft erhöhete oder verminderte Thätigkeit nicht ins Bewußtseyn tritt, wenn der ganze Darmkanal gleichmäßig davon affizirt wird; Diarrhöe nach genossenen Substanzen mancher Art (auch in einzelnen Fällen Erbrechen und Wiederkäuen (ruminatio), zeigt sich oft bloß durch die Ausleerung selbst an; sie tritt aber ohnfehlbar ins Bewußtseyn und erregt Beängstigung, Drang zu Entleerung, Schmerz, u. s. w., wenn diese Bewegung im ganzen Darmkanal ungleich und sich widerstrebend ist. So erregen Blähungen, Abführungen, die ihre reizende Eigenschaft lange behalten, vorzüglich resinöse und schleimharzige, sehr fehlerhafte Absonderungen von Galle und Schleim, sensorielle Störungen und Schmerzen; in seltenen Fällen Entzündungen und Exulcerationen. Vorzüglich entsteht aber diese gestörte Bewegung des Darmkanals mit heftigen Schmerzen verbunden, wenn die Muskelhaut des Darmkanals auf ähnliche Art, in einzelnen Lagen, affizirt wird, wie die locomotiven Muskeln im Rheumatismus. Dieser Rheumatismus des Darmkanals hat mit dem Rheumatismus der locomotiven Muskeln Folgendes gemein:

§ 87.

1) Er kann mit mehr oder weniger, oder gar keiner Theilnahme des Adersystems Statt finden; Fieber kann da seyn oder fehlen; es bestimmt die Heftigkeit und Gefahr der Krankheit nicht, wenn es auch oft die Krise durch Transspiration zu befördern scheint, und überhaupt nur als Anstrengung des Lebens, eine solche Krise zu befördern, angesehen werden kann.

2) Er ist oft in Ort und Zeit wechselnd, affizirt bald eine, bald die andere Stelle des Darmkanals, oder der locomotiven Muskeln, ist bald sehr heftig, und läßt dann wieder nach, oder hört ganz auf.

§ 88.

3) Jede Veranlassuug zu Bewegung des affizirten Darmkanals vermehrt ihn, wie jeder Versuch zu locomotiver Bewegung die rheumatischen Schmerzen der Muskeln ver-

anlaßt, oder vermehrt. Daher fürchtet der Kranke, ohne eigentlichen Widerwillen oder übeln Geschmack (wie es bei fehlerhaften Absonderungen der Fall ist), jeden Genuß, da dieser früher oder später (je nachdem die Affection mehr im obern oder untern Darmkanal ist) ihm die Schmerzen vermehrt; dahingegen hat er, sobald die Affektion heftig ist, großen Durst, und in den meisten Fällen nach kaltem Getränk.

§ 89.

4) Auch die Bewegung des Unterleibes vermehrt die Schmerzen, oder läßt es den Kranken fürchten; daher vermeidet er gern Veränderung seiner Lage, fürchtet selbst Berührung des Unterleibes, obgleich diese durch Druck die Schmerzen nicht vermehrt.

§ 90.

5) Die Bauchmuskeln nehmen oft selbst Antheil an dem Rheumatismus und sind krampfhaft zusammengezogen, in dem Maaß, daß ich bei einem Kinde von dreizehn Jahren die Rückenwirbel unmittelbar unter den Bauchdecken fühlte, in andern Fällen sind sie ausgespannt wie im Meteorismo.

§ 91.

6) Die Zunge, als Merkmal der Absonderungen im Darmkanal, kann ganz rein oder mit weißem Schleim belegt seyn, ist oft mehr mit venösem Blut gefüllt und dunkler roth, oder krampfhaft zusammengezogen und kühler, aber eigentlich kranke Absonderungen verräth sie nicht.

§ 92.

7) Nach der Heftigkeit der Affektion und der Theilnahme des ganzen Systems, kann die Krankheit einen kurzen oder langen Verlauf haben.

§ 93.

8) Die Ab- und Aussonderung des Darmkanals ist verschieden, je nachdem das Hinderniß die eine oder die andere Hälfte, über oder unter dem Blinddarm affizirt, ist dann in der affizirten Hälfte häufiger, und wird, entweder nach oben oder nach unten, mit einer eigenen Gewalt ausgeworfen; sie hat aber immer den Charakter von Absonderung der Schleimhaut, nicht von kranken Absonderungen der Leber; ist nicht bitter und selten oder gar nicht von Galle gefärbt. In geringern Graden der Affektion, oder unter besondern Umständen, wenn mehrere Affektionen die Ausleerung hindern, wird statt derselben nur ein ungeregeltes Getöse im Darmkanal gehört.

§ 94.

8) Ein Hauptcharakter, dieser Affektion der Muskelfibern des Darmkanals, ist aber die bestimmt größere Theilnahme des Hautsystems. Kalte Extremitäten kommen vielleicht bei andern Affektionen des Darmkanals auch vor; aber diese entschiedene Leblosigkeit der ganzen Haut, die in den Extremitäten am merklichsten, im Gefühl des Kranken aber über das ganze Hautsystem verbreitet ist, scheint diesem Rheumatismus vorzüglich eigen zu seyn; der Kranke fühlt

sich nicht sowohl kalt, als seine ganze Haut zu eng, und äußere Wärme hilft ihm nicht dagegen. Nur bei den Affektionen des Darmfells, welche ich § 69 beschrieben habe, und die oft unmittelbare Folge der Entbindung oder der Entwickelungsperiode der Zeugungsorgane sind, habe ich ähnliche Todtenkälte des Hautorgans beobachtet, die dann bis zum Tode in zunehmender Heftigkeit fortdauerte, oder nach einem zwölfstündigen höchst profusen, kalten Schweiße aufhörte, und einer Absonderung von Milch oder Jauche im Darmfell Platz gemacht hatte.

§ 95.

9) Von Darmentzündung dürfte sich dieser Rheumatismus wohl hauptsächlich durch das inflammatorische Fieber, womit jene eintritt, und einen regelmäßigen Verlauf und kritische Endigung nimmt, und durch die schmerzhafte Berührung des Unterleibes, unterscheiden. Ob diese Darmentzündung auch in den Muskeln Statt finden kann, oder ob sie bloß auf die seröse Haut, welche die Gedärme bekleidet, beschränkt ist, wie sich die Pneumonie und Pleuritis doch im Anfange bloß auf die Pleura beschränkt, wage ich nicht zu sagen; aber auf jeden Fall erregt sie nicht die heftige Störung in der wurmförmigen Bewegung des Darmkanals; dieses Gegeneinanderstreben des obern und untern Theiles steht vielleicht nicht mit dem Hautleben in der genauen Verbindung, und macht nicht, wie dieser Rheumatismus, jene anhaltende heftige Kälte der Haut. Immer kann aber jene gestörte peristaltische Bewegung auch Einklemmungen, Intus-

susceptionen erregen, welche die localen Entzündungen veranlassen. Ueberhaupt glaube ich aber, daß ursprüngliche Darmentzündungen seltener vorkommen.

§ 96.

10) Ihre Krisen geschehen wohl immer durch die Haut; eine gleichmäßige warme Transspiration hebt sie allein. Jede andere Ausleerung, von Galle, verhärtetem Koth, Schleim, u. s. w., scheint mehr Zeichen ihres Aufhörens, als eigentliche kritische Absonderung.

§ 97.

11) Ihre Ursachen scheinen meistens, gleich denen des Rheumatismus, Einwirkungen der Aussenwelt auf das Hautorgan zu seyn: Erkältungen bei schon gestörtem Gemeingefühl, epidemische Constitution in den meisten Fällen, die sich, bei Anhäufung solcher Kranken und bei gestörtem Gemeingefühl, durch sensorielle und psychische Affekte, bis zur Ansteckung steigern kann. Wer darf es bis jetzt auch nur einmal hoffen, dieses Wechselverhältniß des individuellen Organismus mit dem Makrokosmus durch Hypothesen von Mischungen oder Formveränderungen zu bestimmen: es ist eine Manifestation des Weltlebens, des πνευμα des Hippokrates.

§ 98.

12) In einzelnen Fällen können auch Affektionen des Gemeingefühls sie hervorrufen. Ein Frauenzimmer hatte mehrere Tage Zahnschmerzen, und man rieth ihr ein kaltes Eisen an den schmerzhaften Zahn zu halten. Der Zahn-

schmerz hörte unmittelbar danach auf; aber es erfolgte auch sogleich Schmerz im Unterleibe, der sich bald mit Erbrechen und hartnäckiger Verstopfung zu wahrem Ileus gestaltete. Erst nach sieben oder acht Tagen, da gar kein Mittel helfen wollte und die Lage immer ernstlicher wurde, erfuhr ich diesen Umstand, und rieth sogleich zum Ausziehen des kaum schadhaften Zahns. Eine Stunde nach dem Ausziehen hörten alle Beschwerden auf und es erfolgte Diarrhöe.

§ 99.

13) Wie der Rheumatismus, werden auch diese Störungen des Darmkanals vorzüglich durch Kälte und dadurch hervorgebrachtes, erhöhetes normales Hautleben gehoben, und diese muß in dem Maaß anhaltender angewandt werden, als der kranke Wille heftiger ist.

Zehntes Capitel.

Einfache rheumatische Koliken.

§ 100.

1. Einfache rheumatische Koliken mit häufigen wässerigen und schleimigen Stuhlausleerungen. Sie fangen oft mit Erbrechen zugleich an, verursachen heftige beängstigende Schmerzen, die bald zu- bald abnehmen, sehr oft durch sensorielle Affekte, Gemüthsbewegungen, ernstes

Nachdenken, unangenehme Erregungen der Sinne, durch Gesicht, Gehör und Gefühl, besonders von kalter, feuchter oder auch sehr warmer Luft auf die Haut, vermehrt und so anhaltend werden können, daß das ganze Ernährungsgeschäft dadurch gestört wird. Es hat mir immer geschienen, daß epidemische Constitution einen großen Antheil an diesen Koliken habe. Als ich so lange daran litt, waren Ruhren in der Gegend häufig verbreitet, und die letzten Jahre der Choleraepidemien haben mir die volle Ueberzeugung davon gegeben. Sie waren fast durch ganz Europa, vorzüglich da wo die Cholera herrschte, aber auch da wo sie nicht herrschte, ungewöhnlich häufig, und erhielten hier sogar den Namen dänische Cholera. Reize jeder Art auf den Darmkanal *), von Mittelsalzen und Abführungen, vermehren die Schmerzen unmittelbar ohne Erleichterung; Opiate mit Kalomel erleichtern, affiziren aber leicht das Sensorium, machen betäubt ohne sichere Hülfe, wenn sie auch in einzelnen Fällen nützlich seyn können, auch warme Kataplasmen und Einreibungen von flüchtigen Salben leisten wenig. Eiswasser in großen Zügen bei eintretendem Schmerz getrunken, hat mir immer augenblickliche Hülfe, und bei längerer Fortsetzung des Mittels sichere Heilung verschafft. Nachdem ich dieses Mittel

*) Bei einer langdauernden Kolik dieser Art gab mir ein nachbarlicher Anfänger auf der Hoboe davon einen recht zudringlichen Beweis, der unglücklicher Weise für mich individuell war, und ihn daher nicht abhielt, seine falschen Töne auf meine Eingeweide einzublasen.

an mir selbst mit dem unmittelbarsten glücklichen Erfolg gebraucht und es vielen Kranken verordnet hatte, fand ich, daß es, von Zacutus Lusitanus an, von vielen Aerzten mit ähnlicher Wirkung gebraucht *), aus unsern Lehrbüchern aber oft verschwunden ist.

Eilftes Capitel.

Cholera.

§ 101.

2. Cholera. Wenn der obere und untere Darmkanal zugleich in kranke wurmförmige Bewegung versetzt ist, und die Absonderungen der Schleimhäute dadurch krankhaft vermehrt werden. Sie ist oft epidemisch beobachtet **), und ich sah sie zweimal, zur Zeit einer Ruhrepidemie in Westphalen, mit schnellem tödtlichen Erfolge. Auch in ihr hat sich schon früher kaltes Wasser als kräftiges Mittel bewiesen, und in der jetzigen Zeit, wo die Koliken oft ganz die Gestalt der Cholera annehmen, ist es das allgemein anerkannte wirksamste Mittel gewesen.

*) Ploucquet: Initia Biblioth. pract. T. II, p. 468.

**) Sydenham: Opera. Lentilii: Miscellanea, 3.

Zwölftes Capitel.

Ruhr. Dyssenterie.

§ 102.

3. **Dyssenterie.** Ich bin nicht im Stande, genügend zu erklären, warum diese meistens epidemische Krankheit, wie P. Frank schon bemerkt, mit den epidemischen Affektionen des obern Eingangs des Darmkanals und der Lunge auffallend gemein hat, daß sie in ihren Formen, und dadurch in ihrem Ausgange, so mannigfaltig verschieden ist; von der einfachen Störung der Locomotivität an (**Dysphagia, Raucitas, Tenesmus**), bis zu schleimigen, blutigen eiterartigen Absonderungen, Entzündung der Oberfläche und Brand. Ist das in der Verschiedenheit der epidemischen Einwirkung (des Miasma's) gegründet, oder in der individuellen Reaction des Organismus? Vielleicht in beiden. Wir sehen bei Scharlach Halsentzündungen, wovon vielleicht die Hälfte oder der dritte Theil in Brand übergeht (eine solche sah ich im Jahr 1791 in Hildesheim unter Kindern, von der Geburt an bis zum zehnten Jahre, sehr allgemein verbreitet, wovon kaum ein Drittheil der Kranken gerettet wurde), und Ruhrepidemien, wo vielleicht mehr als die Hälfte der Kranken am Brande des untern Darmkanals sterben (eine solche Epidemie wüthete in Kiel 1798, und war tödtlicher als irgend die asiatische Cholera in Europa sich gezeigt hat; nach dem wahrscheinlichsten Anschlage starb $\frac{1}{10}$ der Einwohner);

und umgekehrt sah ich eine Scharlachepidemie mit leichter Dysphagie unter den Schülern in Holzminden herrschen, wo von 80 bis 100 keiner starb und die Krankheit sich keinem andern mittheilte, der Direktor der Schule aber an der brandigen Bräune binnen drei Tagen starb. Ich besorgte mehr als 800 Ruhrkranke (in zwei Dörfern zwischen Hannover und Hildesheim), wovon keiner an Symptomen des Brandes, und nur sehr wenige an Erschöpfung und fehlerhaftem Verhalten starben; ähnliche, sehr leichte Ruhrepidemien, sah ich in Westphalen. Immer habe ich diese epidemischen Krankheiteu (wie wir jetzt die asiatische Cholera sehen) auf einzelne Orte eingeschränkt, und an jenen Orten die Mittheilung (Contagium) an dazu Disponirte (in Holzminden ganz allein an Schüler und znletzt ihren Lehrer) nicht verkannt. Wer die Natur und Wirkungsweise dessen, was Hippokrates *πνευμα* nennt, im Begrenzten zu erklären fähig ist, mag es unternehmen! Daher kann aber, bei allen diesen epidemischen Krankheiten, kein Mittel als unbedingt wirksam genannt werden: ich kann brandige Bräune im Scharlach eben so wenig mit kalten Begießungen allein heilen, als ich Brand oder heftige Entzündung des untern Darmkanals mit kaltem Getränk heilen kann; aber gegen die rheumatische, schmerzhafte Bewegung des untern Darmkanals (**Tenesmum**) ist gewiß kein Mittel wirksamer als häufiger Trunk kalten Wassers, und dieses Mittel kann in jedem Falle ohne Nachtheil angewandt werden. Ich verordnete es, bei einer leichten Ruhrepidemie, häufig den Landleuten ganz allein, und hatte dafür die Ehre, daß das Mittel unter meinem Namen gesegnet wurde *). Seit meiner langwierigen Kolik litt ich manches Jahr an einem unbeschreiblich schmerzhaften Tenesmo (Practalgia), von der ich keine Ursache anzugeben weiß, die mich gewöhnlich Nachts im Schlafe befiel, und oft mit Ohnmacht und profusem kalten Schweiße endigte. Ein Glas Eiswasser war ein so ohnfehlbares, augenblicklich wirkendes Mittel dagegen, daß ich es wo möglich jede Nacht vor meinem Bette bereit hatte. Eine junge Dame, die ich zweimal an einer dem Ileo sehr nahen Kolik mit kaltem Wasser behandelt habe, litt schon vorher an diesem Uebel, und wurde jedesmal durch dieses Mittel geheilt.

Dreizehntes Capitel.

Ileus.

§ 103.

4. **Ileus.** Der ganze Darmkanal ist in verkehrter Bewegung, mit heftigen Schmerzen. Das charakteristische Symptom ist außerdem eine Todtenkälte der Extremitäten bis zur Achselhöhle und den Weichen, ein eingefallenes blasses

---

*) Einen allgültigen, trefflichen Zeugen finde ich in Diemerbroecks Observ. et curation. medic., c. 1. Mehrere in den Ephem. N. C.

Gesicht, und in der Folge der Krankheit Schluchzen. Ich habe bei einer Gelegenheit, wo zwei unserer geschätztesten Aerzte, der seel. Callisen und D^r. Ströhm, nach siebentägiger fruchtloser Behandlung, die Kranke für rettungslos erklärten, und ich die Aufschläge von Eis glücklich anwandte, diese und meine frühern Erfahrungen, in Gegenwart dieser meiner geschätzten Freunde, in der Versammlung der königl. medizinischen Gesellschaft in Kopenhagen, in einer Abhandlung vorgelesen und in den Novis actis societatis medicæ Havniensis abgehandelt; sie sind von einem uns Unbekannten in dem Nouveau journal de médicine, juin 1819, und von da in Hufelands Journal der prakt. Arzneikunde, B. 50, 4tes Stück S. 123 übersetzt. Ich habe nachher in hiesigem Friedrichshospitale, auf Ersuchen des Arztes, glückliche Beweise dieser Methode gegeben, und seit der Zeit oft Veranlassung gehabt, sie anzuwenden. Ich darf also wohl, mit vollkommener Ueberzeugung, das Mittel da als ohnfehlbar empfehlen, wo nicht ganz seltene organische Hindernisse jede Cur unmöglich machen. So viel ich berechnen kann, starben mir bei dieser Behandlung von achtzehn Kranken nur zwei. Die eine, im Friedrichshospitale, wurde durch die Aufschläge von allen Schmerzen befreit, bekam, wie alle andern, eine wässerige Diarrhöe, und ich überließ sie nun der fernern Sorge des Arztes, hörte aber später, daß sie nach acht Tagen gestorben sey, ohne daß ich die nähern Umstände erfahren konnte. Die zweite war ein ganz junges Mädchen von vierzehn Jahren, bei welcher Schmerz und Erbrechen gemindert wurden; es erfolgte aber keine Leibesöffnung, und sie starb nach 21tägigen Leiden. Alle übrigen sehe ich zum Theil noch in vollkommenem Wohlseyn.

Die Krankheit kömmt ohne Einklemmung eines Bruchs (da sie dann andere Namen und andere Behandlung erhält) selten vor, und ich bin nicht im Stande gewesen, veranlassende Ursachen zu entdecken. Wenn sie auch bei Frauenzimmern häufiger, als bei Männern vorkömmt, so habe ich sie doch auch bei letzteren in verschiedenem Alter gesehen. Die erste Wirkung der Eisaufschläge ist, daß die Schmerzen nachlassen und die Extremitäten wärmer und lebhafter werden; daher sehnt sich der Kranke, so groß auch sein Schauder gegen das Mittel anfangs ist, bald selbst danach. Der reichliche Genuß von Eiswasser und Vermeidung alles warmen Getränks ist eine nothwendige Bedingung bei der Behandlung, und auch dieses verlangt der Kranke selbst mit Begierde. Ich gab anfangs mit dem Eise kleine Dosen Opium, und wenn die Kräfte sehr gesunken waren, ein gefrornes Chinadecoct; in mehreren Fällen konnte ich es aber entbehren, und fürchtete durch jedes Fremde den Darmkanal wieder aufzureizen. Ich habe diese Methode bis zum fünften und siebten Tage ununterbrochen fortgesetzt, wenn es nöthig war, und jede Versäumniß derselben drohete Rückfall. Erst wenn häufige Diarrhöe erfolgt, lasse ich langsam und vorsichtig die Cur nach *).

---

*) Hippokrates empfiehlt, die obern Theile des Körpers mit kaltem Wasser zu kühlen, die untern in warmes Wasser zu halten. De morbis, Edit. Fœsii, p. 50.

§ 104.

Bei eingeklemmten Brüchen hat sich diese Cur ja auch häufig bewährt und — fast vermuthe ich, daß die Furcht vor Entzündung und Brand noch jetzt manchen Arzt zu einer zu raschen aber doch, unter jeder noch so geübten Hand, gefährlichen Operation verleitet; wenigstens hatte ich den Fall, daß einer der erfahrensten Wundärzte auf augenblickliche Operation drang, und ich nur durch Bitten noch eine Fortsetzung der kalten Aufschläge auf zwölf Stunden erhielt, welche die Kranke retteten.

Vierzehntes Capitel.

Orientalische Cholera.

§ 105.

Diese meine Erfahrungen mußten in mir die Hoffnung erwecken, daß Kälte auch in der indischen Cholera nützlich seyn könne, und ich hielt es für Pflicht, dem dirigirenden Vorstande des Civilmedizinalwesens in Petersburg, Dr. Rehmann, im Jahr 1829, als ich den Ausbruch des schrecklichen Uebels in Moskau erfuhr, meine Ansichten mitzutheilen. Ich erhielt von diesem trefflichen Arzte keine Antwort, und mußte vermuthen, daß mein Brief verloren gegangen, oder er das Mittel nicht für anwendbar gehalten hatte. Dieses hielt mich aber nicht ab das Mittel, in meiner Schrift (Ueber epidemische und ansteckende Fieber, Kopenhagen 1831), als wahrscheinlich heilbringend vorzuschlagen. Mit Vergnügen sah ich aus den Berichten der Aerzte in Riga, daß zwei Aerzte das Mittel mit gutem Erfolg angewandt hatten, und so erhielt ich ähnliche Nachrichten aus Wien, Prag und Berlin, zuerst durch schriftliche Mittheilung des Herrn Dr. Julius, und nachher durch die schätzbaren Beobachtungen des Dr. F. L. Casper *), des Dr. Romberg **), Professor Lichtenstädt ***), u. s. w. Unter dem $\frac{14}{26}$ Mai 1832 schrieb mir Herr Dr. Carl Mayer aus Petersburg, kaiserl. Leibchirurg, dirigirender Oberarzt des obuchowschen Hospitals:

»Die Kälte, jenes Mittel, das Sie meinem nun verewigten Freunde, dem Dr. Rehmann, vor zwei Jahren zur Behandlung der Cholera andeuteten, haben wir hier vielfach, und meistens mit dem besten Erfolg, angewandt; nur muß ihr Gebrauch gehörig angezeigt und methodisch, mit Vorsicht und Ausdauer, benutzt werden.« Aus den von ihm hinzugefügten Lebensumständen des seel. Rehmann sah ich, daß er kränklich, anderthalb Jahre, zur Herstellung seiner Gesundheit, in Deutschland gewesen, und bald nach seiner Rückkehr, von Geschäften und Sorgen über die einbrechende Krankheit niedergedrückt, früh selbst ein Opfer dieser Krankheit geworden war †).

---

*) Die Behandlung der asiatischen Cholera durch Anwendung der Kälte, Berlin 1832.

**) Hufelands Journal für prakt. Aerzte, Febr. 1832, S. 57.

***) Die asiatische Cholera, 4te u. letzte Lieferung, Berlin 1832.

†) Hr. Dr. Mayer hat in einer eigenen sehr gehaltreichen Schrift seine Erfahrungen bekannt gemacht.

Eine gültigere Bestätigung meiner Curmethode findet sich im Cölius Aurelianus (**Acutor. morb. L. III, c. 19, 20, 21**), welcher anhaltend kalte Aufschläge auf die Magengegend, kaltes Getränk in großer Menge und nicht blutige Schröpfköpfe in die Herzgrube für die Hauptmittel der Rettung ansieht. Ein gelehrter Arzt hat es neuerlich wahrscheinlich gemacht, daß eine sehr verheerende Choleraepidemie zu Cölius Aurelianus Zeiten in Afrika (seinem Vaterlande) wüthete. Ich halte mich daher für verpflichtet, ohngeachtet ich auch bis jetzt die indische Cholera nicht selbst beobachtet habe, Folgendes den Aerzten zur Beherzigung vorzulegen.

§ 106.

1) Sie hat das mit allen epidemischen und ansteckenden Krankheiten gemein, daß die Einwirkung des Miasma's sehr verschieden (bald in wenig Stunden tödtend, bald leicht vorübergehend; mit fast allgemeiner Tödtlichkeit auftretend und nach einigen Monaten, unter leichten Anfällen, wieder verschwindend), nicht allein nach der Receptivität des Individuums, sondern auch nach der größern oder geringern Kraft des Miasma's selbst, erscheint. In dieser Verschiedenheit der Kraft des Miasma's bemerken wir mancherlei Abweichungen, welche wir zum großen Theil nicht unter bekannte Naturgesetze bringen können.

§ 107.

2) Unverkennbar aber wird diese Steigerung der Kraft des Miasma's auf ähnliche Art durch manche äußere Bedin-

gungen vermittelt, wie bei allen andern Krankheiten dieser Art; allgemeine physische, moralische, politische, selbst religiöse Störungen des Gemeingefühls, Modificationen von Kälte und Wärme, Feuchtigkeit und Trockenheit der Aussenwelt, begünstigen oder unterdrücken diese Krankheit.

§ 108.

3) Gehäuftes Zusammenseyn der Menschen — eine Erscheinung, die man der Verbreitung einer Verderbniß von Pflanzensaamen, wenn er zu sehr gehäuft ist, vergleichen könnte, und die sich in dem Maaß dem Einzelnen und dem ganzen Haufen um so schneller mittheilt, als das Einzelne in seiner Einheit mehr gestört ist; also dem gemahlenen, gestampften, durch Feuchtigkeit zum stärkern Leben aufgeforderten u. s. w. Saamen mehr, als dem in seinen Hüllen ungestörten.

§ 109.

4) In dem Maaß, als sie auf diese Art allgemeiner geworden, nimmt sie dann nicht allein an Heftigkeit zu, sondern wird auch um so schneller und leichter von einem Individuo auf das andere übertragen, wie das durch allgemeine heftige Gährung erzeugte Gährungsmittel. Wir sehen dann das, was wir Ansteckung nennen, unverkennbar.

§ 110.

5) Aus dem allgemeinen Gange dieser Krankheiten und aus ihren Symptomen, die sich unter allen Umständen

ähnlich bleiben (wie diese oder jene Verderbniß, Gährung, u. s. w. in Pflanzen sich immer nach dem ersten Gährungsstoff bildet), können wir schließen: daß auch da eine Ansteckung Statt haben muß, wo die äußern Bedingungen (1, 2, 3) die Verbreitung auf viele nicht begünstigen.

§ 111.

6) Diesen Ansteckungsstoff können wir bei einigen dieser Krankheiten in einer von kranken Körpern bereiteten Materie finden, wie wir ihn bei den Pflanzen im Gest, im mulstrigen Mehl, u. s. w. darstellen können. Bei allen diesen Erscheinungen ist uns aber die Wirkungsart dieses Gährungsstoffes nur dadurch erklärbar, daß er das Leben des in Gährung zu setzenden Stoffes umändert und eine ähnliche Tendenz in ihm hervorbringt, als die ist, wodurch er selbst erzeugt wurde. Die Physik und Chemie verlieren hier ihre Competenz, weil sie sich mit den Verhältnissen der Körper, ohne Rücksicht auf die individuelle Tendenz der Selbsterhaltung, beschäftigen, wenn sie auch immer mehr das allgemeine Leben des Makrokosmus würdigen und mit in Anschlag bringen.

§ 112.

7) Bei manchen dieser Krankheiten können wir aber bis jetzt die Veranlassung zur Gährung noch nicht körperlich darstellen, weil sie entweder bis jetzt den so schwierigen Beobachtungen entgangen ist, oder wir noch nicht wissen, auf wie mannigfaltige Art das vegetative und animale Leben angesprochen und in seinen Tendenzen verändert werden kann.

Der Arzt kann in dieser Rücksicht nicht aufmerksam genug und alle Umstände genau erwägend seyn, um diesen Geheimnissen, zum Wohl der ganzen Menschheit, auf die Spur zu kommen. Was in dieser Rücksicht über die schnellere oder langsamere Verbreitung mancher Krankheiten, über das Steigen und Fallen der Epidemie, ihre latente Periode, über die Möglichkeit, den unbekannten Ansteckungsstoff auch durch leblose Körper zu transferiren, über die Möglichkeit, daß auch ein noch nicht kranker Organismus eine bestimmte Krankheit mittheilen kann, u. s. w., durch mannigfache Vergleichungen und geschichtliche Data entdeckt werden kann, wird für die Ausübung der Heilkunde vom wesentlichsten Nutzen seyn; hingegen dürften bis jetzt alle Hypothesen über das Wesen dieses Ansteckungsstoffes: ob er das Blut vergiftet, ob er imponderabel oder ponderabel, luftförmig, dunstförmig, tropfbar oder fest ist; noch mehr aber, welche organische Gebilde er zuerst krank macht, ob er auf diese oder jene Nerven wirkt, bis jetzt noch so unerforschliche als unfruchtbare Fragen seyn. Das nächste Verhältniß zwischen der erzeugenden Ursache und dem leidenden Organismo, können wir also in dieser Krankheit, so wenig als in irgend einer andern, im Begrenzten nachweisen, und müssen uns also an die Erscheinungen halten, welche das kranke Leben manifestirt.

§ 113.

8) Die Cholera gehört, nach den bisherigen Beobachtungen, unter die letztgenannte Classe von epidemischen Krankheiten. Mit der Ruhr hat sie gemein: daß die ganze

Wuth ihrer Aeußerung sich hauptsächlich in den Verdauungsorganen manifestirt. In diesen tritt ein höchst vermehrtes vegetatives Leben, ohne Leitung des animalen, ohne wahrscheinliche Anstrengung zur Crise, und oft ohne deutliche Theilnahme des übrigen Organismus, auf. Eine unverhältnißmäßige Menge schleimigen, wässerigen, geruchlosen Stoffes wird vorzüglich im obern Darmkanale, aber auch im untern, abgesondert, und erregt die größte Anstrengung der locomotiven Organe desselben, dieses, dem Organismo höchst Widerwärtige, auszuleeren. Kann dieses nicht geschehen, so wird der Aufruhr, die Beängstigung, oft Schmerz, u. s. w., um so größer und das Leben erlischt um so schneller.

Sie begleitet die Ruhrepidemien sehr häufig, und muß da als ein sehr gesteigerter Grad der Epidemie angesehen werden. Die orientalische Cholera unterscheidet sich von dieser nur durch allgemeine Verbreitung, und häufig durch schnellern Verlauf und Tödtlichkeit; andere Symptome, die uns ein spezifisches Leiden eines besondern Organs, oder irgend ein besonderes Streben zu irgend einem kritischen Schaffen, beweisen könnten, äußert sie nicht.

§ 114.

9) Die fruchtlose Anstrengung, das Schädliche wegzuschaffen, hat sie aber nicht mit der Ruhr allein gemein. Jedes Widerwärtige, das durch die nächsten Anstrengungen der Natur nicht weggeschafft werden kann, erregt Uebelkeit, Erbrechen oder Diarrhöe. (S. meine Pathologie). In dieser Rücksicht ist sie also mit den Leiden von eingeklemmten

Brüchen, von Nierensteinen in den Ureteren eingeklemmt, und mit allen Arten des Ileus verwandt.

§ 115.

10) Das Hautorgan, welches wir bei Embryonen und jungen Kindern ganz, bei Erwachsenen aber zum Theil, den Gehülfen der Aufnahme des Nahrungsstoffes von der Aussenwelt nennen können (dessen Functionen in dieser Rücksicht aber abnehmen, je mehr durch gesteigerten Lebensprozeß des ganzen Organismus, im Zellgewebe selbst mehr Aufzunehmendes und wieder als Nahrung zu Verwendendes abgesondert wird), muß daher auch von Affectionen des Darmkanals und seiner Hülfsorgane, des Bauchfells, des Netzes, u. s. w. vorzüglich affizirt werden. In diesen Organen, wo das seröse System so sehr die Oberhand hat, weil ihre Function am meisten vegetativ ist, entstehen weit leichter profuse Ergießungen von Serum in mancherlei Gestalten und Mischungen, als eigentliche nach Bildung strebende Entzündungen und Eiterungen. Je häufiger und plötzlicher diese Ergießungen in den Ernährungsorganen sind, desto größern Theil nimmt die Haut daran, desto mehr hört in ihr diese gemeinschaftliche Thatigkeit mit dem Darmkanal und die dadurch erzeugte Wärme (Turgor vitalis), auf und das seröse System erlangt die Oberhand: Kälte der Extremitäten, Mangel an Turgor vitalis im Hautorgan, seröses Parenchyma (Oedem) und kalte Schweiße beweisen diesen Zustand, auf eine oder die andere Art, nach der Heftigkeit des innern Leidens und nach der Individualität des Leidenden. Wie die

indische Cholera sich überhaupt als das heftigste Leiden dieser Art bei der Pluralität der Kranken ausspricht, so ist auch dieses Sinken des wärmeerzeugenden Hautlebens hier auffallender und heftiger, als in vielen andern. Nur in einzelnen Fällen, wo ein kranker Wille sich plötzlich metastatisch auf die Verdauungsorgane, besonders auf die serösen Häute desselben wirft, in Krankheiten der Wöchnerinnen und der Veränderung der Zeugungsorgane, bei der Pubertät, auch bei ganz jungen Kindern, bei Affectionen des Darmkanals, sehen wir dieses plötzliche Aufhören des animalen Hautlebens.

§ 116.

11) Noch ist ein höchst wichtiges Symptom bei der Cholera allgemein beobachtet: die gänzliche Umwandlung des Bluts; dasselbe nimmt den höchsten Grad der Venosität an, wird in eine dicke theerartige Substanz verwandelt, die bald aufhört der Circulation zu folgen, und in allen kleinern und größern Gefäßen stockt. Wir können dem Blute dieselbe Beschaffenheit geben, wenn wir es der Einwirkung des negativen Pols einer galvanischen Säule aussetzen. (S. meine Pathologie, § 179). Aber in allen typhösen Krankheiten sehen wir, in mannigfaltigen Abstufungen, die ähnliche Erscheinung. Die vollkommene Entzündung, wo beide Pole in aufgeregter vermehrter Thätigkeit sind, könnte man auf gewisse Art den Gegensatz dieses Zustandes nennen; da wird mehr arterielles Blut hingeführt und unvollkommener in Venenblut verwandelt, das seröse System giebt den Venen mehr Serum, als im natürlichen Zustande; demnach ist auch

da schon der venöse Theil des Bluts dunkler gefärbt, trennt sich leichter von jenen, den Venen eigentlich fremden, Bestandtheilen, und sinkt schneller, als ein weniger homogenisirter, mehr breiigter, durch Einwirkung der Luft weniger wieder zu röthender Theil, nieder. Je weniger das arterielle System im Stande ist, den mehr erforderten Zufluß zu beschaffen; je mehr das arterielle System in seiner Thätigkeit sinkt, der Puls frequenter, aber kleiner wird; je weniger also die zuführenden Gefäße gefüllt sind, desto mehr erhält auch das Venenblut jenen Charakter der negativen Polarität. Dieser Zustand wird um so schneller herbeigeführt, als das seröse System zu häufigern Absonderungen aufgeregt wird. Bei heftigen Ausleerungen, durch Erbrechen und Diarrhöe, bei heftigen Ergießungen von serösen Flüssigkeiten auf die serösen Häute, bei hektischen, nicht kritischen Schweißen, u. s. w., entsteht dieses Mißverhältniß zwischen Venosität und Arteriosität immer schneller und auffallender. Wer wird es wagen, bei der Mannigfaltigkeit des gestörten Lebens der einzelnen Organe, bei der Verschiedenheit des kranken Willens und bei der individuellen Fähigkeit der Thierpflanze neuen organischen Stoff herbeizuschaffen, die Gradationen der Verderbniß der Säfte (die größere oder geringere Venosität) nach Mischungs- und Quantitätsverhältniß zu bestimmen?

§ 117.

12) Von mehreren Aerzten ist bei diesen Symptomen des ganz gesunkenen, peripherischen Lebens in der Cholera eine auffallende Wärme der Magengegend beobachtet, gerade

so, wie sie Hippokrates im Ileo beobachtete, und dadurch veranlaßt wurde, auf die Magengegend Kälte anzubringen.

§ 118.

Wenn wir uns der Hoffnung begeben, durch Aufsuchung der letzten Ursachen diese zu bekämpfen, wenn uns die Erfahrung auch hier, wie bei so vielen andern Krankheiten, gelehrt: daß wir nicht gegen Abnormitäten dieses oder jenen einzelnen Organs, nicht gegen die Entmischung des Bluts durch Alkalisiren, oder Säuerung desselben, u. s. w., kämpfen können, weil uns die Natur weder Einsicht verliehen hat, jene Abnormitäten in ihrem ganzen Zusammenhange mit dem Leben selbst zu durchschauen, noch die Mittel auf dieselben unmittelbar einzuwirken, da der lebendige Organismus weder ein aus einem Punkte mit einer Kraft bewegtes Automat, noch ein chemisches Laboratorium ist, in welchem wir Mischungsveränderungen hervorbringen könnten, so bleibt uns nichts übrig, als nach hippokratischer Weise symptomatisch zu verfahren, da den animalen Lebensprozeß (das Kalidum des Hippokrates) mehr zu heben, wo er gesunken ist, und da einen kranken typhösen Willen zu unterdrücken, indem wir, wie im Typhus, exanthematischen Fiebern, u. s. w., die natürliche Wärmeerzeugung erregen.

§ 119.

Haut und Darmkanal, äußere und innere Oberfläche des Organismus, bestimmen den Charakter der Krankheit; in ersterer ist das Leben deutlich unthätiger, in ihr ist die

Wärmeerzeugung, vom Anfange der Krankheit an, vermindert, und hört im Fortgange derselben immer mehr auf, in letzterer ist eine kranke Thatigkeit (kranker Wille), welche häufige abnorme Secretionen macht und alles Blut in venöses verwandelt.

§ 120.

Mit der Ruhr hat sie die kranke seröse Absonderung im untern Darmkanal, mit Ileus die gehobene Gemeinwirkung zwischen Haut und Darmkanal, und die kranke Muskelthätigkeit mit vermehrter Absonderung im obern Darmkanal, auffallend gemein, nur daß beide Symptome in der Cholera um so heftiger und schneller tödtlich sind, als hier das Leben des ganzen Darmkanals und des ganzen Zellgewebes und Hautorgans plötzlich angegriffen wird.

§ 121.

Kälte ist das wirksamste Mittel, diese aufgehobene Gemeinwirkung wieder herzustellen; alle Beobachtungen, von Hippokrates Zeiten her (oft durch physische und chemische Theorien getrübt), weisen darauf hin, daß wir von ihr die wirksamste Hülfe hoffen dürfen, und die Erfahrung, verbunden mit dem eigenen Heiltriebe der Kranken, die sich allgemein nach kaltem Getränk und Abkühlung der Magengegend sehnen, haben jetzt diesen Satz sehr allgemein bestätigt. Wenn aber das Miasma so heftig auf das Leben wirkt, daß der Organismus, mit dem ersten Eintritt der Krankheit, auch schon für eine fernere Fortsetzung des Lebens untauglich gemacht ist; wenn dann kein Mittel helfen kann, so dürfen wir uns hier durch verneinende Erfahrungen eben so wenig abschrecken lassen, als wir uns von entschlossenen Aderlässen und kalten Fomentationen bei Kopfverletzungen abschrecken lassen, ohngeachtet es leider viele derselben giebt, die den Verletzten uuausbleiblich den Tod bringen.

§ 122.

1) Wann sollen wir zu diesem Mittel unsere Zuflucht nehmen? Ich glaube sobald wir von der Einwirkung dieses spezifischen Miasma's auf das Leben überzeugt sind. Wir haben bis jetzt eben so wenig hier, als im Ileus und in der Ruhr, Veranlassung zu glauben, daß das Leben Anstrengungen mache, um sich durch Crisen oder Lysen der schädlichen Einwirkung zu entledigen, und noch weniger dürfen wir fürchten, daß Kälte, auf den Darmkanal angebracht, solche stören könne. Sobald also die Krankheit wirklich als solche erkannt ist, wird die strengste Anwendung dieses Heilmittels die Pflicht des Arztes seyn. Der Kranke muß in großen Zügen kaltes Wasser oder noch besser Eiswasser niederschlucken; so oft es durch Erbrechen wieder ausgeworfen wird, muß er größere Quantitäten nehmen; das Erbrechen wird (wie bereits mehrere Aerzte beobachtet haben) bei diesem Gebrauch immer seltner kommen.

Ich trank bei meiner Cholerakolik im Jahr 1798, und auch bei einem andern Anfall 1813, von Mittags 11 Uhr bis Abends, 21 Flaschen (42 Pfund); eine heftige wässerige Diarrhöe mit den peinigendsten Schmerzen, hatte mich, nachdem das Erbrechen vorüber war, seit drei Wochen gequält; ein allgemeiner Schweiß, verbunden mit geregelten festen Darmausleerungen, war in der folgenden Nacht die Folge dieser Cur. So habe ich es bei mehrern Kranken beobachtet, wo begreiflich das Maaß nicht nach Vorschrift, sondern nach der beherzten Einsicht und Kunst des Arztes zu bestimmen ist. Aus denselben Gründen würde ich die Eisumschläge auf den Magen sogleich bei dem ersten Eintritt der Krankheit, und nicht erst auf das sogenannte zweite oder dritte Stadium, Collapsus und Synkopes, wartend, anwenden. Diese kalten Aufschläge können eben so wenig, als das Trinken von kaltem Wasser, in den Heilungsprozeß des Lebens schädlich eingreifen, Krisen oder Lysen stören; vielleicht können sie aber die Krankheit in ihrem ersten Anfange mindern oder gänzlich heben. Künftige Erfahrungen müssen diese Ansicht vielleicht noch berichtigen; aber bei dem jetzigen Stande unserer Kenntniß der Krankheit dürfen uns keine theoretische Zweifel irreleiten.

§ 123.

2) Die Cholera, Ileus und Ruhr unterscheiden sich von den typhösen oder exanthematischen Fiebern wesentlich dadurch: daß bei diesen letztern ein Uebermaaß des kranken Willens die Befriedigung desselben hindert. Ist der kranke Wille nicht stärker, als zur Hervorbringung einer kritischen Transpiration, eines kritischen Exanthems, u. s. w. erforderlich ist, so darf ihn der Arzt nicht stören; ist er etwas zu stark, so ist vielleicht eine kalte Begießung (s. § 61) hin-

länglich, um ihn zu moderiren; in andern Fällen wird die Wiederholung erfordert. Bei erstern hingegen muß der kranke Wille durch anhaltenden Gebrauch der Kälte unterdrückt, und die normale Wärmeerzeugung hervorgerufen werden. So wenig wir erfrorne Glieder durch einzelnes Eintauchen in Schnee oder Eis heilen können, sondern sie so lange darin halten, und demnächst vorsichtig die Kälte mindern müssen, bis das Normalleben wieder zurückgekehrt ist; eben so können wir bei diesen Krankheiten von einzelnem Begießen, Eintauchen, u. s. w. nichts erwarten. Sehr bedeutend räth Hippokrates, im Ileus den Unterleib kalt zu machen (ψυχειν), nicht kalt zu waschen oder zu baden (ψυχρολουειν). Mehrere Male habe ich bei der Anwendung des Eises auf den Unterleib im Ileus gesehen, daß die Zufälle sich sogleich verschlimmerten, wenn aus Nachsicht der Umstehenden (o d e r g a r d e s H a u s a r z t e s), die kalten Fomentationen unterbrochen wurden. Ich habe sie bis in den neunten Tag nach Umständen ununterbrochen gebrauchen lassen, und die Rückkehr der Wärme in die Extremitäten, so wie das Aufhören des Brechens, erfolgte nur langsam, oft erst nach 24 und mehreren Stunden. So war ich genöthigt, das Trinken des kalten Wassers in Koliken mehrere Wochen fortsetzen zu lassen, sobald sich wieder Schmerzen einfanden, und alles Warme zu vermeiden. Ich glaube daher mit Bestimmtheit sagen zu können: daß auch in der orientalischen Cholera ununterbrochene kalte Fomentationen und anhaltendes häufiges Trinken von kaltem Wasser erforderlich sind.

§ 124.

3) Ohne daß ich mich vermesse, die große Zahl anderer Mittel kritisch zu beurtheilen, die gegen die Cholera empfohlen sind, glaube ich doch Folgendes, als durch mehrere tüchtide Aerzte bewährt gefunden, erwähnen zu dürfen:

a, Aderlaß im ersten Anfange der Krankheit kann die Congestionen des Bluts, nach den Verdauungsorganen, mindern und die Einwirkung des Miasma's auf das Blut vernichten; selbst eine darauf folgende Ohnmacht könnte hier auf ähnliche Art nützlich seyn, wie sie es oft in Hämorrhagien ist. Wir dürfen uns hier nicht durch die Erscheinung des verminderten peripherischen Lebens abschrecken lassen, noch weniger durch Blutverlust; das hypervenöse Blut kann nicht zur Unterhaltung des Lebensprozesses dienen, kann nicht durch Respiration wieder arteriell werden, und wir befördern vielleicht den Lebensprozeß, indem wir die Menge desselben vermindern und dadurch den Kreislauf erleichtern. Die Erfahrungen haben im Allgemeinen günstig für die Anwendung dieses Mittels im Anfange der Krankheit entschieden, wenn es auch nicht allen Erwartungen entspricht.

b, Kalomel mit Opium ist ein sehr wirksames Mittel, um Schmerzen und Beängstigungen in den Verdauungsorganen zu mildern; in dieser Eigenschaft findet der Arzt in diesen Krankheiten oft Hülfe darin, und darf sie auch hier erwarten, wen er sich nur erinnert, daß in dieser Krankheit das Sinnenleben das einzige ist, von welchem eine Reaction auf den kranken Willen zu hoffen ist. Ich würde es mir daher nie erlauben, dieses Mittel in dem Maaß anzuwenden, daß das Sinnenleben dadurch gestört würde.

Diese beiden Mittel können sehr gut, nach Umständen, mit den kalten Aufschlägen und dem kalten Getränk vereinigt werden.

c, Brechmittel sind, namentlich von würdigen wiener Aerzten, im ersten Anfange nützlich befunden. Auch Cölius Aurelianus räth im ersten Anfange der Krankheit durch warmes Getränk erst das Erbrechen zu befördern, und die, als Nebenreiz, schädlichen Stoffe wegzuschaffen.

d, In Indien wurde von den Eingebornen das Küchensalz als ein wirksames Mittel gegen die Cholera gegeben, welches Searle und Short bekannt machten, und ersterer auch in Moskau versuchte. Auch in Petersburg wurden glückliche Versuche damit gemacht. In England empfahl dasselbe Dr. Stevens, indem er erst eine Dose seidlitzer Salz als ausleerendes Mittel, und demnächst alle halbe Stunde, und selbst öfterer, eine Mischung von einer halben Drachme kohlensaurer Soda, einem Skrupel Küchensalz und sieben Gran Chlorat der Pottasche, in einem halben Glase Wasser aufgelöset, gab. Nur die Erfahrung kann über ein solches Mittel entscheiden, und diese wird immer mehr gestört, wenn Persönlichkeiten irgend einer Art den Partheigeist wecken; sie will, durch rationelle Gründe geleitet, die Wirkungen unter mancherlei Umständen des Charakters der Epidemie, der Local- und individuellen Verhältnisse, sehen, ehe sie sich eine Entscheidung erlaubt. — Die rationellen Gründe für dieses Mittel werden nicht jeden überzeugen.

e, Von spezifischen Mitteln ist bis jetzt noch nichts Haltbares bekannt geworden. Der rationelle Arzt kann nur durch das Zeugniß vieler vorurtheilsfreier Zeugen von ihrer Wirksamkeit überzeugt werden, weil er weiß, durch wie manche zufällige Umstände (Zu- und Abnahme der Epidemie — locale Verhältnisse — geistiges Vertrauen der Kranken — irrige Darstellung der kranken Gefühle, u. s. w.) er selbst, und also auch andere Wahrheitsfreunde, getäuscht werden können, und in dem Drange der Umstände, bei einer allgemeinen Calamität, die Stimme der Wahrheit, von dem Geschrei der Menge, so schwer zu unterscheiden ist.

Fünfzehntes Capitel.

Krankheiten von Mißverhältniß zwischen Haut und Darmkanal.

§ 125.

Eine große Classe von Krankheiten kann von kalten und kühlen Bädern große Erleichterung, und wenn die Kranken ihre ganze Lebensweise zweckmäßig einrichten, selbst vollkommene Heilung erwarten.

Der Hauptcharakter derselben ist Mißverhältniß der Lebensthätigkeiten zwischen äußerer und innerer Oberfläche des Körpers, zwischen Haut, Darmkanal und Zeugungsorganen. Es kann hier nicht die Rede von Bildungsfehlern dieser innern Organe, oder von im Leben erregten Neigungen solche zu bilden (spezifischen Giften), seyn; die können auf der Haut nicht abgewaschen werden; es giebt aber einen Zustand, wo das gestörte, daher unsichere und schwankende Leben bei jeder ungewohnten, wenn auch nicht schädlichen Erregung auf der innern Fläche, anomale Manifestationen auf der äußern, und umgekehrt von der äußern auf die innere macht, Congestionen mancher Art, ungleiches Leben einzelner Organe, u. s. w. Wir nennen diese Krankheiten bald im Allgemeinen Hypochondrie und Hysterismus, bald mit speziellen Namen des leidenden Organs, skrofulöse, rachitische, u. s. w. Anlage. Sie setzen stets einen unvollkommenen Ernährungsprozeß, also Kachexie, voraus, der sich bald durch anomale Absonderungen auf den Schleimhäuten, bald durch unvollkommene Ernährung des Zellgewebes, Abmagerung, wässerige Geschwulst, Mißfarbe der Haut (wenn einzelne innere Organe, z. B. Leber, Milz, Zeugungstheile, u. s. w. mit in das zweckwidrige Leben gezogen sind), Störungen der Locomotivität, dann durch Congestionen und durch Neuralgien verräth.

§ 126.

Die Nachforschung der Anomalien in den einzelnen Gebilden in den Leichen, haben bis jetzt unsere Kenntniß von den Ursachen dieser Krankheiten wenig gefördert; nach den verschiedenen Theorien sind sie bald in den Gebilden des Nervensystems, bald in denen des Kreislaufs, bald in der Mischung des Nahrungssaftes, dem Blute, gesucht.

§ 127.

Es kann hier mein Zweck nicht seyn, die große Classe dieser Krankheiten, welche wir, mit Plato, die Strafe der übersteigerten Cultur des Menschengeschlechts nennen können, die sich bis ins dritte und vierte Glied fortpflanzt, systematisch zu ordnen und in ihren einzelnen Erscheinungen darzustellen, da diese einzelnen Erscheinungen fast in jedem Individuo sich wieder anders bilden, auf das Sinnenleben und selbst auf das humane Leben so mannigfaltigen Einfluß haben, als Erziehung, Gewohnheiten, u. s. w. individuell verschieden sind, wie sich die Wolkenzüge nach so manchen localen und allgemeinen Einflüssen bilden.

§ 128.

Noch weniger ist es möglich, Bäder als allgemeines Mittel gegen dieses Mißverhältniß der innern, die Nahrung aufnehmenden (der Wurzeln), und der peripherischen, diese Nahrung zur Einheit bildenden (des Zellgewebes und der Haut), Fläche der Thierpflanze darzustellen. Es giebt vielleicht keine von den Nosologen bestimmte Krankheitsform dieser Classe, worin sich nicht laue und kalte Bäder höchst wirksam bewiesen haben *); und doch dürfte der Arzt mehr schaden, als nützen, wenn er sie rücksichtslos anwenden wollte.

---

*) M. Marret Mémoire sur la manière d'agir des bains d'eau douce et d'eau de mer, Paris 1765, 8vo., hat die ihm bekannt gewordenen Erfahrungen nach seiner Theorie in Tabellen gebracht.

§ 129.

Je mehr sich das Hautorgan seiner ersten und ursprünglichen Bestimmung nähert: mit dem Darmkanal zugleich Ernährungsorgan zu seyn; je mehr also dasselbe die Beschaffenheit eines mit einer dünnen Oberhaut überzogenen Schleimnetzes hat, desto größer ist der Einfluß, den es auf den ganzen vegetativen Ernährungsprozeß hat, desto leichter wird sein animales Leben gestört, und desto wichtiger ist es, dieses gestörte Leben wieder zu reguliren. Daher sind Bäder jeder Art, besonders aber kalte Bäder, bei jungen Kindern um so wirksamer, als sie sich mehr dem Embryonenleben nähern, erfordern aber auch um so mehr Vorsicht.

§ 130.

In Rücksicht der Temperatur: die Reaction der Haut gegen Wärme und Kälte ist bei ihnen viel größer, das Leben wird leichter aufgeregt, selbst Wärme oder Kälte zu erzeugen, um sich gegen die äußere Temperatur zu schützen. Bei geringern Graden von Kälte erscheinen alle Wirkungen derselben auf der Haut der Kinder weit schneller und heftiger; daher die größere Neigung der Kinder zu Frostbeulen u. s. w. Kranker Wille wird bei ihnen leichter durch geringere Grade von Kälte unterdrückt; daher sind laue und kalte Bäder, kalte Fomentationen auf den Kopf in typhösen Fiebern, bei Entzündungen, u. s. w. bei ihnen weit schneller und deutlicher wirksam, als bei ältern Personen, besonders ältern Männern. Aber das ganze Leben ist bei jenen auch schwankender und [illegible]ter zu Metastasen geneigt; daher erregt eine geringe Erkältung bei neugebornen Kindern, die durch die Trennung der Nabelschnur als verwundete zu betrachten sind, Kinnbackenkrampf, im Scharlachfieber Leukophlegmasie oder Schlagfluß, u. s. w. Ich sah ein stark gebildetes und sein Leben durch lautes Geschrei verkündigendes Kind, plötzlich apoplektisch sterben, weil man versäumte, es gegen die Kälte des Zimmers sogleich durch Einwickelung zu schützen, und fand bei der Section der Leiche keine Abnormität in irgend einem Organe.

§ 131.

Eben so sehen wir die Wärme auf das Hautorgan der Kinder schneller und heftiger wirken. Sie sind zu Brandschäden ungleich geneigter, und die unverkennbar größere Blässe der Kinder, sowohl in anhaltender Sommerhitze, als bei größerer Zimmerwärme, die, wenn sie länger fortgesetzt wird, bald habituell wird, ist gewiß mehr der Reaction des Hautorgans, Kälte zu erzeugen, als der Respiration zuzuschreiben.

§ 132.

Was hier von dem Hautleben der Kinder gesagt ist, gilt auch von dem Hautorgan erwachsener Personen, die durch Lebensart, Klima und angeborne Anlage sich in dieser Rücksicht von dem Kindesalter nicht so sehr entfernt haben, deren Schleimnetz mit einer dünnen Oberhaut bedeckt, durch jede Ansprache der Aussenwelt, und so auch durch Wärme und Kälte, leichter erregt ist. Bei ihnen sind Bäder und Begießungen schneller wirkend. Kalte Bäder bringen bei ihnen schnell die vermehrte Wärmeerzeugung hervor, unterdrücken dadurch kranke Stimmungen (Willen) schneller, und das veränderte Hautleben dauert bei ihnen länger. Bei Personen mit feiner Haut ist daher durch wiederholte kalte Bäder das Hautleben leichter zu erhöhen, und dadurch sind Anomalien im Darmcanal und in den Zeugungsorganen leichter zu heben; sie erhalten durch kalte Bäder eine blühendere Farbe, größere Hautwärme, und geregeltere Verdauung. Dadurch kann ein Heer von Krankheiten, die in der Nosologie unter sehr verschiedenen Namen aufgeführt werden, und deren nächste Ursachen bald im Blut, bald in den Nerven gesucht sind, durch kalte Bäder geheilt werden. Namentlich die Hysterischen und Hypochondrischen so beschwerliche Unthätigkeit des untern Darmkanals (Constipation), Säureerzeugung im obern Darmkanal; Schleimabsonderungen auf den Schleimhäuten des Magens, der Respirationsorgane, der Zeugungstheile (fluor albus), ungeregelte Blutcongestionen, abwechselnde Röthe und Blässe des Gesichts und der Extremitäten, manche Neuralgien, namentlich hysterischer Kopfschmerz, Gesichtsschmerz und Gliederschmerz, u. s. w.

§ 132.

Hier wird nicht ein kranker Wille auf einmal unterdrückt, sondern das Hautleben wird durch wiederholte Erregung auf ähnliche Art thätiger und kräftiger gemacht, als durch wiederholte Muskelbewegung diese thätiger und mit dem ganzen Organismo harmonischer gemacht wird. Es ist mir nie mißglückt, die großen Wirkungen der kalten Bäder in diesen Krankheiten zu beobachten, wenn allen andern Bedingungen dabei Genüge geleistet wurde. Diese sind:

1) Das kalte Bad soll eine mehr geregelte, gesunde und allgemeine Hautwärme erzeugen, die sich von jener der kranken Congestionen so wesentlich unterscheidet, als die sich durch kalte Begießungen, in typhösen und exanthematischen Fiebern, erregte eigene normale Wärme von der stechenden Hitze in denselben unterscheidet. Es soll daher

a, nicht länger dauern, als zu dieser Erweckung der eigenen Hautwärme erfordert wird. Das Eintauchen in die See oder ein kühles oder kaltes Bad von einer höchstens zwei Minuten ist dazu hinlänglich. Dringt die Kälte tiefer in den Körper, so wird der ganze Kreislauf mehr gestört, und das ganze Muskelsystem in eine ungeregelte Thätigkeit aufgeregt.

b, Die durch die Kälte allgemein erregte Hautwärme, muß durch schnelle Bedeckung und durch Frictionen erhalten, aber nicht durch erwärmte Kleider gestört werden. Einhüllen in nicht gewärmten Flanell ist dazu am zweckmäßigsten.

c, Der ganze animale Lebensprozeß muß bei diesen Kranken zugleich mit erhöhet werden: größere Muskelthätigkeit, erhöhetes sensorielles Leben durch frohe Sinneseindrücke, Entfernung aller deprimirenden Affecte, u. s. w. sind Bedingungen, ohne welche das Hautleben allein keine bleibende Normalthätigkeit erlangen kann.

d, Die innere Fläche (der Darmkanal) muß nicht durch fremde Reize in seiner Funktion gestört seyn. Man erinnere sich daher der Vorschriften des Hippokrates, daß man bei Leibesverstopfung und Diarrhöe und bei angehäuften Nahrungsmitteln im Darmkanal nicht baden soll. Vorzüglich ist diese Regel bei Leukophlegmatischen zu berücksichtigen, bei welchen ungeregelte peristaltische Bewegungen des Darmkanals Anhäufung von reizenden Stoffen in demselben veranlassen und ein Hauptmoment der Krankheit bilden. Hier sind die hamiltonschen wiederholten Abführungen, kühle und kalte Lavements, u. s. w. eben so wesentliche Heilmittel, als die kalten Bäder, und oft müssen sie diesen erst längere Zeit vorhergehen, ehe die Haut der Erregung der Selbstthätigkeit fähig ist. Die kalten Bäder bringen in diesem Falle keine eigene Wärme, sondern Beängstigung, Andrang des Bluts nach dem Herzen, u. s. w. hervor, sind aber, später gebraucht, das sicherste Mittel, die Krankheit ganz zu heben. Mehrere Male, namentlich bei einem fünf und sechszigjährigen Manne, habe ich eine hartnäckige Hautwassersucht nach dieser Ansicht geheilt; durch eine unthätige sitzende Lebensart hatte er sich dieselbe zugezogen, auflösende und abführende Mittel bereiteten die Cur vor, tägliche Bäder von 24°—20° R. schafften die allgemeine Geschwulst weg, und ein Aufenthalt auf dem Lande vollendete die Cur.

§ 133.

2) Den Wärmegrad muß der Arzt nach der Individualität des Kranken bestimmen; nur lasse er sich nicht durch scheinbare Leblosigkeit der Haut, Muskelschwäche, Verwöhnung und Abscheu gegen Kälte irre leiten. Ich habe die zärtlichsten Frauenzimmer dieser Art, bei + 12° R., mit dem glücklichsten Erfolge baden lassen, wenn ihr Abscheu

durch das wohlthätige Gefühl der allgemeinen Hautwärme nach dem ersten Bade überwunden war. Nur da, wo ein fremder Reiz im Darmkanal oder in den Zeugungsorganen das kranke Hautleben unterhielt; wo bei einer zarten leukophlegmatischen Haut kalte Extremitäten, oft ein Gefühl von Kälte im Unterleibe und Unregelmäßigkeit oder völliges Aufhören der monatlichen Reinigung Statt hat, kann man kranke Affektionen der letztern vermuthen, und die kalten Bäder können da oft sehr heftige hysterische Zufälle erregen, so lange diese kranken Affektionen nicht gehoben sind.

§ 134.

3) Alle diese Wirkungen der kühlen und kalten Bäder sind bei Kindern in Skrofeln, Rhachitis, u. s. w., wo immer das Mißverhältniß der Thätigkeit zwischen Haut und Ernährungsorganen (zwischen dem Parenchyma und den Wurzeln der Thierpflanze) das Hauptsymptom ist, um so deutlicher, wenn man sich nur erinnert, daß man hier nicht einen einzelnen kranken Willen (Diathesis) berichtigen, sondern das ganze animale Leben thätiger und seine Herrschaft über die Vegetation geregelter machen soll. Diese Kranken müssen nicht durch einzelne Mittel geheilt, sondern orthopädisch behandelt und, durch die einzelnen Mittel, nur momentane Hindernisse dieser Herrschaft aus dem Wege geräumt werden.

§ 135.

4) In dem Embryonenleben und in den ersten Jahren der Kindheit ist das Hautorgan zugleich Ernährungsorgan, wie die Pflanzen ihre Nahrung nicht bloß durch die Wurzeln,

sondern auch durch die Oberfläche aufnehmen. Je mehr der Organismus thierisch wird, desto mehr muß das Neuaufgenommene erst in Uebereinstimmung mit dem mannigfaltigern thierischen Leben assimilirt werden, und um so mehr schränkt sich die Aufnahme des Fremden auf die Verdauung ein, wo dieser verwickelte Lebensprozeß immer mehr befestigt wird. Die Hautresorption vermindert sich daher, je mehr sich der Organismus von seinem Amphibienleben entfernt, und das Aufgenommene wird durch einen mehr animalischen Prozeß ganz verändert, ehe es dem allgemeinen Lebensquell — dem Blute beigemischt wird. Jede Relation der Aussenwelt mit der Individualität (sowohl Nahrung, als Gegenreize, Contagien und Miasma) hat bei Kindern einen leichtern Zugang. Daher dürfte es vielleicht zu erklären seyn, daß nährende Bäder, Abkochungen von Kleien, von Kalbsfüßen, u. s. w., bei atrophischen Kindern eine entschiedene wohlthätige Wirkung leisten, das Hautleben reguliren und den Körper wirklich ernähren, hingegen bei Erwachsenen meistens vergeblich angewandt werden. Was aber eigentliche Gegenreize betrifft, so muß sich der Arzt bei Erwachsenen lediglich mit der einfachen Erfahrung begnügen, die dann bei Bädern sehr mannigfaltig und vielleicht oft sehr individuell wird; thut aber gewiß sehr wohl, wenn er dabei die hippokratischen Ansichten, von der Wirkung der Bäder, vorzüglich im Auge behält.

§ 136.

5) Die Haut ist zugleich das allgemeinste, den ganzen thierischen Organismum am kräftigsten ansprechende Sinnen-

organ, und dadurch können Bäder, in allen Krankheiten des sensoriellen Lebens, als besänftigende und als heftig erschütternde Affektionen, des sensoriellen Lebens unterdrückende und vergessenmachende Mittel angewandt werden. Nur ist dieses sensorielle Leben um so individueller, bei jedem einzelnen nach Gewöhnheit, Erziehung und geistiger Bildung so verschieden, daß es hier noch weniger möglich ist, die Wirkung unter allgemeine Regeln zu bringen. Kalte Bäder sind dadurch in Manie, Epilepsie, Veitstanz, u. s. w., oft unverkennbar heilsam gewesen; es wird aber dem rationellen Arzte schwer werden, ihre Wirkung zu bestimmen, er wird sie in scheinbar ähnlichen Fällen ohne Wirkung anbringen. Je mehr sich die Affektionen von dem animal-vegetativen Leben entfernen und im sensoriellen Leben hauptsächlich manifestiren, desto individueller ist jeder Krankheitsfall, und nur durch vorsichtige Versuche, wobei er auf die ganze sensorielle Stimmung des Kranken große Rücksicht nimmt, kann er nützlich werden. Ich rieth einem jungen Manne, nachdem er viele Specifica gegen Epilepsie vergebens versucht hatte, da seine ganze Constitution sich zur Kacherie neigte, täglich ein kaltes Bad in der Weser zu nehmen; da ihm die Wirkung günstig schien, fragte er mich im Anfange des Winters, wie lange er diese Bäder fortsetzen solle. So lange sie Ihnen gut thun, war meine Antwort. Er nahm dieses wörtlich, ließ sich am ersten Januar 1800, bei — 21° Kälte, eine Oeffnung in das Eis hauen und nahm da sein Bad; er wurde mit einer Eiskruste bedeckt, befand sich aber vortrefflich danach und blieb von seiner Epilepsie befreit.

§ 137.

Welche Gehirnrückenmarksorgane oder welche Nervengeflechte bei diesem Kranken besonders affizirt waren, weiß ich eben so wenig, als welche bei einzelnen andern litten, bei denen ich durch den Gebrauch des Bleizuckers oder großer Dosen von **Valeriana sylvestris**, mit kleinem Zusatze von **Belladonna**, eine glückliche Heilung eefolgen sah. Große Thätigkeit des animalen und sensoriellen Lebens, durch anhaltende Muskelbewegung und ernste Lebensthätigkeit, sorgfältige aber nicht verzärtelnde Diät, und lebendige Hoffnung einer glücklichen Heilung, waren aber gewiß bei allen Hauptmomente, welche die glückliche Wirkung der Arzneimittel unterstützten — oder welche durch diese unterstützt wurden. Dasselbe habe ich bei Veitstanz, Lähmungen, Hypochondrie und Hysterismus mehrere Male beobachtet. Der rationelle Arzt darf sich hier nicht verhehlen, daß er mit dem Magnetiseur und selbst mit dem Wunderdoktor auf einer Stufe steht. — Nur kann er dabei das Bewußtseyn bewahren: Daß ihm Wahrheit heilig ist, und daß er Zutrauen zum Nutzen des Kranken, nicht durch Unwahrheit zu leiten sucht.

Kopenhagen, gedruckt bei A. Seidelin.

FSC
www.fsc.org
MIX
Papier | Fördert
gute Waldnutzung
FSC® C083411

Zeitfracht Medien GmbH
Ferdinand-Jühlke-Straße 7
99095 Erfurt, Deutschland
produktsicherheit@kolibri360.de